Buddhistische Geschichten

Lebensveränderte Weisheiten über Achtsamkeit, Glück
und die Erkenntnis, was im Leben wirklich zählt

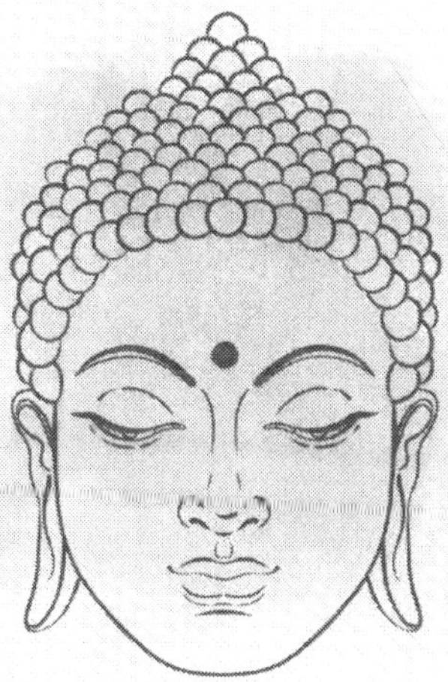

Dinesh Gawa

Buddhistische Geschichten
Lebensveränderte Weisheiten über Achtsamkeit, Glück und die Erkenntnis,
was im Leben wirklich zählt

1. Auflage
Dinesh Gawa

ISBN: 9798404406856

Nicht außerhalb,
nur in sich selbst
soll man den
Frieden suchen.

(Buddhistische
Weisheit)

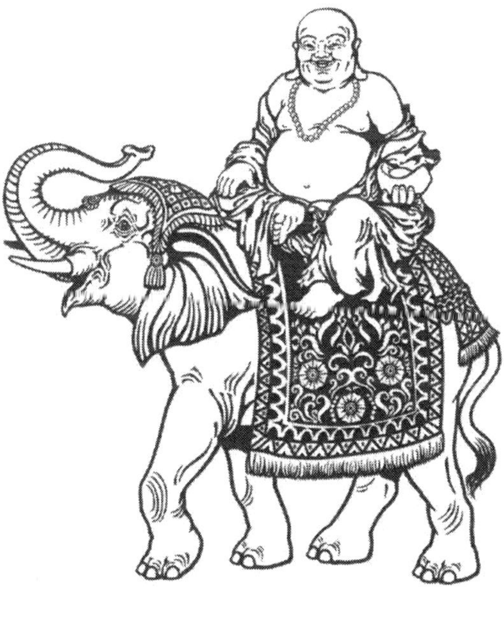

Inhaltsverzeichnis

er buddelte mit noch mehr Eifer und noch schneller. Und tatsächlich! Nur eine gute Stunde, nachdem er angefangen hat, hielt er eine große Holztruhe in den Händen, die mit lauter Münzen und Goldstücken gefüllt war, die ihn sicherlich zum reichsten Mann in Gardi machten.

Die Geschichte von Icar und seinem langen Weg zum Schatz zeigt, dass wir oft an den ganz falschen Stellen suchen und gar nicht damit rechnen, dass unser Glück, unsere Freude und auch unsere psychische Gesundheit direkt vor unseren Augen liegen. Doch neben dieser offensichtlichen Deutung erzählt die Geschichte eigentlich noch etwas viel Wichtigeres. Icar war es egal, dass er 200 Kilometer weit laufen muss und dafür alles hinter sich lässt, nur um diesen einen Schatz zu finden und auch wenn er den Weg scheinbar umsonst gemacht hat, stimmt das überhaupt nicht. Hätte er sich nicht auf den Weg nach Sindar gemacht und wäre er dort nicht auf den Wachmann getroffen, so hätte er niemals damit angefangen, in seinem Stall ein Loch zu buddeln, um dort nach einem Schatz zu suchen. Icar zeigt uns, dass die Wege zu unserem Ziel manchmal weit sind und sie auf den ersten Blick nutzlos wirken, doch können wir im Nachhinein viel glücklicher sein, wenn wir diesen langen Weg gegangen sind und uns nicht davon abschrecken haben lassen. Manchmal müssen wir erst so einen langen Weg gehen, um bereit dafür zu sein, mit dem Ziel konfrontiert zu werden.

Außerdem sollten wir nicht immer nur bei anderen suchen, um unser eigenes Glück zu finden, denn oft können sie uns gar nicht helfen und wir müssen bei uns selbst mit der Suche beginnen.

Der Türsteher

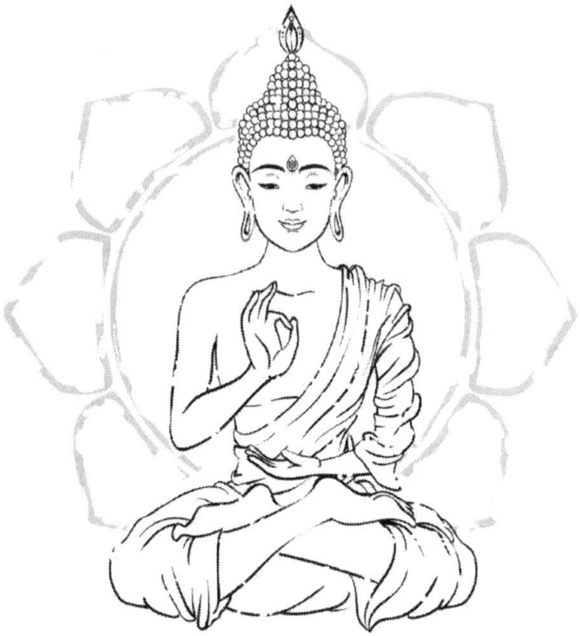

Es war einmal ein Türsteher eines Hotels und obwohl es der Beruf war, der im ganzen Dorf am schlechtesten bezahlt und angesehen war, hatte der Mann keine andere Möglichkeit. Was hätte er denn auch sonst tun sollen, wenn er weder lesen noch schreiben gelernt hat? Er hatte nie eine andere Tätigkeit oder einen anderen Beruf ausgeübt und diesen Posten hat er überhaupt nur bekommen, weil auch schon sein Vater und dessen Vater Türsteher

bei genau diesem Freudenhaus war. Schon seit Jahrzehnten wurde diese Arbeit innerhalb seiner Familie von einem Vater zum nächsten Sohn übertragen und keiner konnte sich vorstellen, dass einmal jemand anderes diese Arbeit übernimmt.

Doch wie es mit der Zeit kommen musste, starb der alte Besitzer des Hotels und an seine Stelle trat ein junger und ehrgeiziger Mann, der sich in den Kopf gesetzt hatte, das Geschäft zu modernisieren. In den ersten Wochen seiner Arbeitszeit begann er also damit, alle Zimmer renovieren zu lassen, das Personal neu einzuweisen und so auch die Arbeit des Türstehers neu zu definieren. Er kam zu dem Mann und gab ihm den Auftrag, jeden Tag einen Bericht zu schreiben, wie viele Leute in das Freudenhaus kommen. Zusätzlich dazu sollte er auch jeden fünften Gast fragen, ob er mit der Bewirtung zufrieden war oder ob er Verbesserungsvorschläge habe. Diesen Bericht solle er dem Chef dann immer zum Ende der Woche hin vorlegen, damit er sich die Wünsche der Gäste durchlesen und überlegen kann, wie er das Hotel noch besser machen könne.

Der Türsteher jedoch war beängstigt und so gerne er diese neue Arbeit auf sich genommen hätte, leider musste er zugeben, dass er weder lesen noch schreiben könne. Dafür hatte der neue Geschäftsführer wenig Verständnis und da er sich schließlich keine Anstellung für jemanden leisten könne, der nur die Tür bewacht und weder das Lesen noch das Schreiben gelernt hat, kündigte er dem Mann. Auch die wiederholte Bitte, dass er das doch nicht einfach so machen kann und die Arbeit schon seit Generationen von seiner Familie ausgeführt wird, änderten seine Meinung nicht und so kam es dazu, dass der Türsteher auf einmal nicht mehr Türsteher war. Für ihn brach eine Welt zusammen, denn niemals hätte er gedacht, dass es so weit kommt und er auf einmal nicht mehr Türsteher sein kann und diese Arbeit nach so langer Zeit von jemand anderem gemacht wird.

Schon zuvor hatte er nicht viel Geld, doch nun, wo er arbeitslos war, machte er sich große Sorgen und wusste nicht, wie es nun weitergehen solle. Wenn er nicht lesen und schreiben kann und auch nicht rechnen kann, dann wird er sicherlich auch sonst wo keine Anstellung finden und er muss sich womöglich damit zufriedengeben, dass er in kurzer Zeit sein Haus verkaufen muss und auf der Straße leben wird. Doch während all diesen Überlegungen erinnerte er sich auf einmal wieder daran, dass er während seiner Zeit als Türsteher auch immer wieder Sachen im Hotel repariert hatte und er eigentlich ausgezeichnet mit den Werkzeugen umgehen konnte.

Getrieben von der Möglichkeit, doch nicht ganz arbeitslos zu sein, machte sich der Mann in seinem Haus auf die Suche nach Werkzeugen und Nägeln, um schon einmal bei ihm zu Hause so einiges zu reparieren, was in den letzten Jahren zu Bruch gegangen ist. Doch auf seiner Suche fand er nur ein paar verrostete Nägel und von Werkzeug war weit und breit keine Spur. Er beschloss somit, sich von der Abfindung, die er vom Hotel bekommen hatte, einen neuen Werkzeugkasten zu kaufen, wobei ihm allerdings einfiel, dass es in seinem Dorf keinen passenden Laden dafür gab und er erst zwei Tage in eine benachbarte Stadt reiten muss, um dort das Nötigste zu kaufen. Er überlegte nicht lange und da er sonst nicht viel zu tun hatte, machte er sein Pferd fertig und ritt in die nächste Stadt.

Nachdem er dort alles bekommen hatte, was er gesucht hat, begann er wieder zu Hause erst einmal damit, den Gartenzaun zu reparieren und alles, was außen kaputtgegangen ist, wieder instand zu setzen. Als er gerade dabei war, ein Fenster wieder richtig zu befestigen, kam einer seiner Nachbarn vorbei und fragte ihn, ob er sich nicht einmal einen Hammer ausleihen könne, er würde ihn auch am nächsten Tag zurückbringen. Natürlich erlaubte es der ehemalige Türsteher und er war froh darüber, dass er auch anderen Leuten damit helfen konnte.

Am nächsten Tag kam der Nachbar jedoch wieder vorbei und fragte, ob er den Hammer nicht abkaufen könne, weil er ihn noch längere Zeit benötige. Da er selbst den Hammer allerdings auch brauchte und vier Tage unterwegs war, um sich sein Werkzeug zu besorgen, musste er den Nachbar leider enttäuschen. Dieser kam aber auf die Idee, dass er ihm ja nicht nur den Hammer bezahlen könnte, sondern auch die vier Tage Reisezeit entsprechend in den Preis mit einrechnen würde. Der ehemalige Türsteher konnte dieses Angebot nun nicht so schnell abschlagen, schließlich hat er sonst nicht viel zu tun und etwas zusätzliches Geld könnte er gut gebrauchen. Am nächsten Tag machte er sich somit erneut auf den Weg in die Stadt, um für seinen Nachbarn einen Hammer zu besorgen.

Wieder zurück im Dorf bemerkte er fast genervt, dass wohl ein anderer Nachbar alles mitbekommen hat und nun vor seiner Tür steht, um auch ein paar Werkzeuge und Schrauben in Auftrag zu geben. Dieser schlug ihm jedoch vor, nicht nur den Preis der Werkzeuge und der Reise zu übernehmen, sondern zusätzlich auch einen kleinen Gewinn zu bezahlen, denn es liegt wohl auf der Hand, dass nicht jeder Dorfbewohner die Zeit hat, vier Tage für ein paar Werkzeuge unterwegs zu sein. Auf dem Weg in die Stadt beschäftigte ihn dieser letzte Satz die ganze Zeit und er beschloss, noch etwas mehr Werkzeug einzukaufen, als sein Nachbar in Auftrag gegeben hat. So würde er Reisezeit einsparen und sicherlich gibt es in seinem Dorf noch mehr Leute, die das Werkzeug gebrauchen können.

Mit der Zeit bekam er immer mehr Aufträge und so beschloss er, einen kleinen Laden zu mieten und dort die Eisenware zu verkaufen. Er konnte dort nicht nur Ware lagern, sondern auch mehr Kunden anwerben und Aufträge sammeln, um einmal in der Woche mit seinem Pferd in die Stadt zu reiten und dort die entsprechenden Sachen zu kaufen. Sein Laden wurde immer bekannter und mit der Zeit kaufte jeder aus seinem Dorf und auch aus den Dörfern in der Umgebung bei ihm ein, denn so sparten sich alle viel Zeit. Er kam schon fast nicht mehr hinterher, alle Aufträge zu erfüllen und beschloss, einen Freund, den Hufschmied, zu beauftragen, Nägel direkt vor Ort herzustellen. Nach und nach beauftragte er ihn auch, Zangen, Hammer, Schrauben und all die andere Sachen zu fertigen und so kam der ehemalige Türsteher in nur wenigen Jahren dazu, dass er Besitzer eines millionenschweren Unternehmens wurde.

Eines Tages kam auch der Bürgermeister seines kleinen Dorfes auf ihn zu und sagte, dass er ihm unglaublich dankbar sei und ihn gerne in das goldene Buch des Dorfes eintragen würde. Darüber freute er sich sehr und war unglaublich stolz auf das, was er in den letzten Jahren alles erreicht hatte. Somit kam es dazu, dass der Bürgermeister ein Festessen veranstaltete und zum Ende des Abends überreichte er ihm das Buch und bat ihn, darin zu unterschreiben und ein paar Worte zu hinterlassen. Doch da lief der ehemalige Türsteher rot an und erzählte, dass er selbst leider weder lesen noch schreiben kann und somit auch nichts in das goldene Buch eintragen kann. Die Menge schaute ihn ungläubig an und der Bürgermeister fragte ihn, zu was er denn wohl fähig gewesen wäre, wenn er auch noch lesen und schreiben könnte. Darauf lachte er jedoch nur und antwortete: „Dann wäre ich heute, genau wie mein Vater, sein Vater und alle anderen Männer in meiner Familie, noch Türsteher bei einem Hotel.“

Auch diese Geschichte hat nicht nur ein glückliches Ende, sondern sie zeigt uns dadurch auch, dass wir alles erreichen können, selbst wenn wir scheinbar nichts in der Hand haben. Der Türsteher hat alles verloren und ihm wurde nicht nur seine Arbeit und seine Lebensgrundlage genommen, sondern in gewisser Hinsicht auch seine Ehre. Davon hat er sich aber nicht unterkriegen lassen und er hat seine Energie und seinen Mut gesammelt, um etwas Neues aus dem Nichts aufzubauen. Nur weil eine Tür zugeht, heißt es nicht, dass gleich alle Türen zu sind. Viel mehr gehen dadurch viele neue Türen auf und wir haben die Möglichkeit, uns neu zu entwickeln und neue Stärken zu entdecken. Egal, um was es dabei geht, ob wir unseren Job verlieren, die Beziehung zu Bruch geht oder wir ein Ziel nicht erreichen, das alles ermöglicht uns, neue Wege zu entdecken und Dinge zu erreichen, die wir sonst niemals entdeckt hätten.

Übung 1: Die weiße Wand

Eine der bekanntesten Achtsamkeitsübungen ist die Übung, sich vor eine weiße Wand zu setzen und den Gedanken freien Raum zu lassen. Die Achtsamkeit besteht darin, die Gedanken nicht zu bewerten, sondern sie einfach kommen und gehen zu lassen. Die weiße Wand dient dazu, dass man nicht so leicht abgelenkt wird und es auch mehrere Minuten schafft, sich auf nichts zu konzentrieren.

Als Hilfe, um die Gedanken frei fließen zu lassen, kann man sich auch einen Fluss vorstellen, auf dem viele kleine Boote sind. Diese Boote belädt man anschließend mit allen Gedanken, die einen beschäftigen und lässt sie langsam flussabwärts treiben. Auch Wolken, die am Himmel entlangziehen oder Autos, die über die Autobahn fahren, eignen sich dafür gut und helfen, die Gedanken nicht zu sehr zu vertiefen.

Achtsamkeit kann unterschiedlich definiert werden, aber am wichtigsten bei diesen Übungen ist es, sich von aufdringlichen Gedanken nicht einnehmen zu

Er buddelte also weiter und auch wenn immer mehr Erde von oben nachkam, hörte er nicht auf. Auch als es langsam dunkel wurde, gab er die Hoffnung nicht auf und als er sich zu seinem Freund umdrehte, bemerkte er überrascht, dass hinter ihm inzwischen ein großer Haufen Erde ist. Er sah den Haufen so an, der sich schon fast bis zum Rand der Grube erstreckte und hatte eine geniale Idee. Wenn sie durch Buddeln nicht aus der Grube kommen, dann können sie aus der aufgehäuften Erde eine kleine Treppe bauen. Begeistert von der Idee weckte er seinen Freund, der inzwischen schon so erschöpft war, dass er eingeschlafen ist. Nur mühsam konnte er von der Idee überredet werden und mit ihren letzten Kräften versuchten sie, den großen Haufen zu erklimmen. Und tatsächlich hatten sie Glück, denn der Haufen war hoch genug, damit sie das letzte Stück mit einem großen Sprung überwinden konnten. Sie schauten sich beide erschöpft, aber glücklich an und konnten es gar nicht glauben, dass sie es tatsächlich geschafft hatten, aus der Grube zu entkommen.

Genau wie diese zwei Hasen sollten auch wir alle für unsere Ziele kämpfen und den Kampf nicht aufgeben, ehe er tatsächlich verloren ist. Wenn man es nie versucht hat, weiß man auch, ob man gewonnen oder verloren hätte und womöglich ärgert man sich das ganze Leben lang, dass man es auch nicht versucht hat. Dabei geht es natürlich nicht immer gleich darum, um sein Leben zu kämpfen, sondern viel öfter um Kleinigkeiten, die das ganze Leben verändern können. Es kann etwa darum gehen, viel Energie in die Bewerbung für einen neuen Job zu investieren oder seine eigene Meinung zu vertreten und dafür zu kämpfen. Und egal, wie aussichtslos der Kampf auch sein mag, lieber geht man am Schluss als Verlierer nach Hause anstatt derjenige zu sein, der sich schon gleich am Anfang geschlagen gegeben hat.

Wer bin ich?

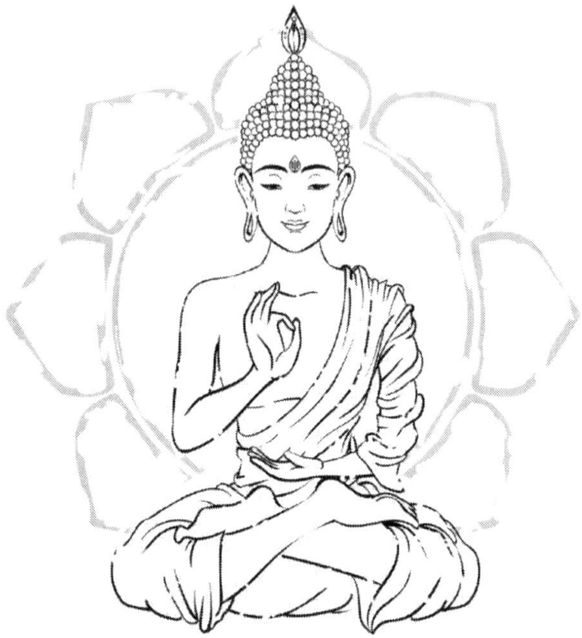

Wie jeden anderen Tag in ihrem Leben auch, stand Sinja an diesem wieder um 7 Uhr auf, ging ins Bad, um sich fertig zu machen, suchte in ihrem Kleiderschrank nach der neuesten und angesagtesten Mode und ging hinunter in die Küche. Nachdem sie sich einen Kaffee aufgesetzt hatte, ging sie zum Briefkasten, um nach der Post zu schauen und obwohl sie eigentlich jeden Tag Briefe bekommt, war der Briefkasten heute überraschenderweise leer. In

den letzten Jahren hat sie immer mehr Freundschaften geschlossen und immer mehr Kontakte geknüpft, wodurch sie jede Morgen mindestens zwei Briefe von Freunden in der Hand hält, doch an diesem Tag schien alles anders zu sein.

Etwas schlecht gelaunt und enttäuscht über die fehlenden Briefe, setzte sie sich an den Küchentisch, um ihren Kaffee zu trinken und wie immer Müsli mit Milch zu frühstücken, bevor sie sich auf den Weg in die Arbeit machte. Alles war wieder wie immer, ihr begegneten die gleichen Autos, sie fuhr dieselben Straßen und nichts schien anders zu sein. Als Sinja gerade den Marktplatz überquerte, entdeckte sie einen Professor, der sie lange unterrichtet hat und mit dem sie in ihrer Schulzeit viel diskutiert hat. Sie winkte ihm zu und rief ihm ein freundliches „Hallo“ entgegen, doch er schaute sie nur verwirrt an und ging weiter seinen Weg. Das verwunderte Sinja sehr und ihre Stimmung wurde noch schlechter. Erst bekommt sie keine Post und dann trifft sie nach Jahren wieder einen Professor, den sie echt mochte und er erkennt sie nicht einmal. Der Tag hatte schon schlecht angefangen und so wie es aussieht, wird es nicht mehr besser werden, weshalb Sinja sich dafür entschlossen hat, wieder nach Hause zu gehen und lieber von dort zu arbeiten. Sie war einfach viel zu schlecht gelaunt und sie wusste, dass sie ihren Kollegen heute lieber aus dem Weg gehen will.

In der Hoffnung, dass der nächste Tag besser wird und Sinja die verschollenen Briefe alle bekommt, ging sie schon früh ins Bett und wachte aufgrund der Aufregung bereits früh auf. Sie beschloss somit, einfach auf den Postboten zu warten und nachdem sie sich fertig gemacht hatte, ging sie hinunter in die Küche, machte sich wie immer einen Kaffee und beobachtete den Briefkasten aus dem Küchenfenster hinaus. Als sie den Postboten kommen sah, sprang sie sofort auf und ging aus der Tür hinaus, um gerade noch zu sehen, wie er, ohne an ihrem Briefkasten stehenzubleiben, einfach weiterfuhr. Sie konnte – sie wollte – es einfach nicht glauben und lief ihm schnell hinterher, um ihn zu fragen, wo denn ihre Post bleibe. Der Briefträger versicherte Sinja jedoch, dass er keine Post für sie hat und es bei der Post auch keinerlei Verteilungsprobleme in den letzten Tagen gab. Anstatt sich damit zu beruhigen, verunsicherte sie das aber noch mehr und sie kehrte mit hängenden Schultern zurück in ihre Küche. Um zu verstehen, was sich die letzten Tage verändert hat, entschied Sinja sich dafür, ihre Arbeit heute einfach liegenzulassen und zu ihrer guten Freundin Rani zu fahren.

Bei ihr angekommen machte zuerst nur die Putzfrau auf und Sinja bat sie, Rani zu sagen, dass sie da ist und gerne mit ihr sprechen will. In der Zwischenzeit setzte sie sich schon einmal ins Wohnzimmer und versuchte, etwas Klarheit in ihre Gedanken zu bringen. Als Rani dann endlich auch ins Wohnzimmer kam, wollte Sinja schon auf sie zueilen und ihr alles erzählen, doch Rani schaute sie nur mit einem verwirrten und abweisenden Blick an und fragte, was die Fremde in ihrem Wohnzimmer mache. Für Sinja brach alles zusammen und sie versuchte ihre Freundin zu überzeugen, dass sie sich schon lange kennen und bereits so viel gemeinsam erlebt hatten. Doch nichts half und nach wenigen Minuten schmiss Rani sie förmlich wieder aus ihrem Haus. Sinja blieb nichts anderes übrig, als nach Hause zu gehen und sich alleine Gedanken darüber zu machen, was auf einmal passiert ist und warum keiner sie erkennt. Es schien so zu sein, als ob sich alle gegen sie verbündet hätten und einen gemeinen Plan überlegt hatten, um ihr einen fiesen Streich zu spielen.

Auch die Nachbarn, denen sie auf dem Heimweg begegnet ist, erkannten sie nicht und langsam wurde Sinja richtig wütend und als dann auch noch ihre Putzkraft nicht kam, ohne davor abgesagt zu haben, platzte ihr endgültig der Kragen. Sie ließ sich erschöpft, wütend und traurig auf ihr Sofa fallen und ging in ihrem Kopf immer wieder durch, wie sie von einer beliebten Frau mit vielen Freundschaften auf einmal zu jemandem geworden ist, der so einsam ist. Irgendwann begann sie schließlich, sich zu fragen, wer sie überhaupt ist. Sie merkte, wie leer sie sich ohne ihre Freunde fühlte und dass sie gar nicht weiß, was sie ohne die täglichen Kontakte alles machen soll. Doch Sinja spürte bei der Frage, wer sie überhaupt ist, dass sie mit dieser Frage genau auf der richtigen Spur ist und sie, wenn sie das herausgefunden hat, auch wieder besser gelaunt ist.

„Wer bin ich also? Jetzt so ohne meine Freunde habe ich wirklich nur mich, doch kenne ich mich überhaupt? Lebe ich nicht eigentlich nur nach den Erwartungen von anderen und verstelle mich immer wieder, nur um allen zu gefallen? Gehören meine Träume, meine Ziele und meine Bedürfnisse wirklich zu mir oder sind sie nur daraus entstanden, dass ich versucht habe, es allen anderen recht zu machen?“

Je mehr Sinja diesen Fragen auf den Grund gegangen ist, desto freier fühlte sie sich auch und desto befreiter konnte sie wieder atmen. Jetzt, wo Sinja das erste Mal seit langer Zeit wirklich allein war, konnte sie sich selbst so richtig spüren und sehen, dass ihre eigene Existenz nicht von anderen abhängig ist. Sie selbst entscheidet über ihr eigenes Leben und sie sollte ihre eigenen Ziele verfolgen und nicht die Ziele von anderen. Mit diesem Gedankengang schlief Sinja auf dem Sofa glücklich ein und als sie am nächsten Morgen aufwachte, spürte sie, dass alles wieder so ist, wie vor diesen komischen Tagen. Wobei, nicht alles war wieder so, denn Sinja selbst hatte sich verändert, sie ist in der Zeit stärker geworden und das erste Mal in ihrem Leben weiß sie nun, was sie selbst wirklich will.

Die Frage nach dem „Wer bin ich?" stellt sich jeder zu irgendeinem Zeitpunkt in seinem Leben einmal und manche stoßen auch immer wieder darauf. Schließlich ist es auch gar nicht so einfach, sich von all den Meinungen zu distanzieren, die von außen auf einen eindringen und es ist ganz normal, dass wir alle versuchen, es jedem recht zu machen. Man schwimmt nur ungerne alleine gegen den Strom und oft ist es einfach, ja zu sagen als eine Diskussion anzufangen und lange zu überlegen, ob es wirklich das ist, was man selbst will. Doch nur mit diesen Überlegungen, nur wenn jeder von uns seinen eigenen Zielen nachgeht und sich nicht einfach in ein großes Puzzle einfügt, wie es allen anderen am besten passen würde, nur so bleiben wir alle einzigartig und haben eine Gesellschaft, in der jeder seinen eigenen

Zielen nachgehen darf. Wir sollten viel öfter überlegen, was unsere persönlichen Meinungen sind, was uns selbst ausmacht und wie wir mit unseren Eigenschaften die Welt verändern können.

Übung 2: Tiefe Atmung

Auch die Konzentration auf die eigene Atmung kann helfen, um wieder zur Ruhe zu kommen und achtsam über Situationen zu denken. In vielen Fällen übermannen einen die Gefühle völlig und es ist kaum möglich, sich eine objektive Meinung über ein Geschehen zu bilden. „Engelchen und Teufelchen" fangen oft direkt einen kleinen Streit an und man versinkt in Selbstkritik und zahlreichen Bewertungen. Um diese Spirale zu stoppen und nicht immer gleich in Bewertungen zu verfallen, können Atemübungen sehr hilfreich sein und die Konzentration auf etwas anderes lenken.

Zwar ist die Atmung etwas, was immer abläuft, ohne, dass man sich viele Gedanken darüber machen muss, doch gleichzeitig kann sie auch bewusst gesteuert werden. Zum Beispiel durch eine besonders ruhige und tiefe Atmung kann man rasch wieder auf den Boden der Tatsachen zurückkommen und versuchen, Gedanken und Situationen erst einmal rein als solche zu sehen.

Für die Atemübung werden zuerst die Augen geschlossen, man spürt in sich hinein und versucht zu spüren, was einen gerade am meisten beschäftigt. Nun nimmt man bei jeder Einatmung, die mindestens fünf Sekunden dauern sollte, neue Energie und Ruhe auf. Bei der Ausatmung versucht man dann, die Gedanken und Gefühle, die sich aufdrängen, loszulassen und aus dem Körper fließen zu lassen. Auch die Ausatmung sollte mindestens fünf Sekunden lang gehen, um ausreichend tief zu atmen und wirklich zur Ruhe zu kommen. Zusätzlich kann auch der Körper und die Körperhaltung mit verwendet werden, um zur Ruhe zu kommen und so kann man sich bei der Ausatmung immer weiter aufrichten und diese aufgerichtete Haltung weiterhin beibehalten. Nach wenigen Minuten spürt man die neue Energie, die durch den Körper strömt und man merkt, wie schnell man viel ruhiger geworden ist.

Durch die Effektivität und den schnellen Erfolg der Übung kann sie im Alltag problemlos immer wieder eingesetzt werden, um auch unterwegs oder vor Prüfungen und wichtigen Terminen zur Ruhe zu kommen und ganz bei sich zu sein. Zusätzlich kann die Übung auch mit anderen Achtsamkeitsübungen verbunden werden und ist so noch effektiver.

Das bin doch nur ich

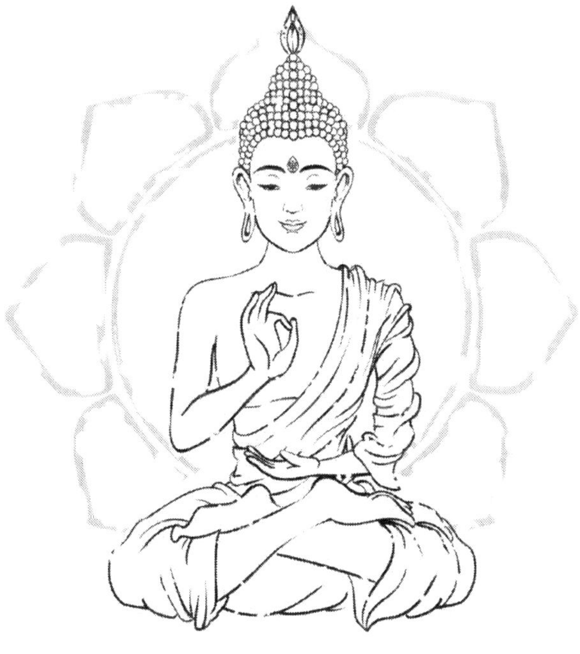

In dem Königreich Kart kam es vor langer Zeit dazu, dass der damalige König unzufrieden war. Er war der Herrscher über dieses kleine Land mit einer großen Menge an Weinbergen und jeder Untertan arbeitete auf diesen Weinbergen. Alle verdienten ihr Geld damit, den Wein zu exportieren und an andere Länder zu verkaufen, womit alle 10.000 Bürger genug Geld verdienten, um einigermaßen gut zu leben, regelmäßig die Steuern zu zahlen und

und es keinen Karter gab, der nicht an der Weinsammlung teilgenommen hat. Somit versammelten sie sich zu einem großen Festmahl und tauschten freudig Geschichten aus. Und als der Abend dem Ende zuging und es schon langsam zu dämmern begann, hob der König sein Glas und bedankte sich zuerst bei allen Bürgern für ihre Treue und freute sich sehr über diesen starken Zusammenhalt. Anschließend ließ er sich von einem Bediensteten einen Schluck des Weins einschenken, sprach einen Toast aus und probierte den Wein ganz aufgeregt. Doch schon beim Ansetzen des Kelchs merkte er, dass der Wein farblos war und wunderte sich sehr darüber. Er wollte sich davon aber nicht gleich verunsichern lassen und probierte einen kleinen Schluck der Mischung, doch sie schmeckte nach nichts. Sie schmeckte weder nach Wein noch nach sonst irgendetwas und auch riechen konnte er nichts.

Der König war sehr verwirrt und ließ sich noch einen weiteren Krug füllen, diesmal aber von weiter oben. Dabei blieb es aber dabei, dass der Wein farblos war und nach nichts schmeckte. Da er sich nicht anders zu helfen wusste, rief er nach dem Alchemisten von Kart und fragt ihn um Hilfe. Dieser beendete seine Untersuchung schnell und bestätigte dem König, dass die Mischung lediglich aus Wasser besteht und er keinen Wein darin finden kann. Der König war noch mehr bestürzt und ließ auch die Magier seines Landes kommen, damit diese ihm alles erklären können, diese lachten jedoch nur und sagten, dass das alles nichts mit Magie oder irgendeinem chemischen Prozess zu tun habe, sondern es nur daran liegt, dass die Bürger von Kart alle Menschen sind. Fragend schaute der König sie an und einer der Magier erklärte ihm, dass einer der Bauern dachte, dass es nicht auffallen würde, wenn er seinen Krug mit Wasser statt mit Wein füllt, schließlich kommen zu diesem einen Krug Wasser noch 9.999 Krüge Wein und da schmeckt man sicherlich keinen Unterschied. So wie dieser Bauer dachte, dachten allerdings auch alle anderen und genau das war das Problem. Einen Krug Wein weniger hätte man sicherlich nicht gemerkt, doch wenn jeder Wasser statt Wein in das Fass füllt, so wird am Schluss auch nur Wasser in dem Fass bleiben.

Haben wir uns nicht alle schon einmal überlegt, was unser Handeln überhaupt für eine Auswirkung auf die Gesellschaft hat? Ob jetzt einer mehr oder weniger aufs Fliegen verzichtet, weniger Plastik verbraucht oder sich vegetarisch ernährt; ändert das überhaupt was? Auch wenn es vielleicht für einen selbst nicht den Eindruck macht, dass sich dadurch etwas verändert, macht es für alle zusammen etwas aus, wenn jeder so denkt. Alle laufen mit einem gestressten Gesichtsausdruck durch die Stadt, weil jeder denkt, dass man nicht alleine lachen will und es ja sowieso nichts ändert, doch wenn einer beginnt zu lachen, machen immer mehr mit und so kann schon ein einziger sehr viel verändern. Wir sollten uns bei unseren Zielen, unseren Emotionen und unseren Handlungen nie davon einschränken lassen, was eine Wirkung es auf andere hat und wie groß womöglich die Veränderung für andere ist. Denn wenn jeder so handelt, sind wir alle nur eine eingeschränkte Form von uns selbst.

Der schwangere Topf

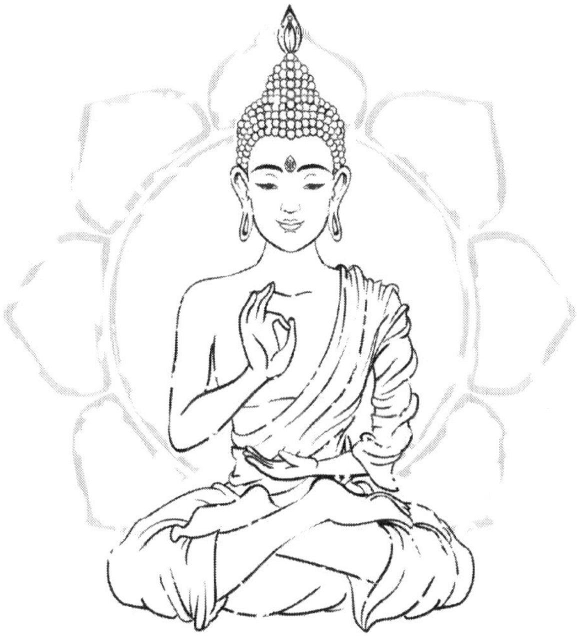

Eines Tages wollte sich ein Mann bei einem seiner Nachbarn einen Topf ausleihen und so kam es dazu, dass er rüberging und fragte, ob er sich nur für kurze Zeit einen Topf ausleihen könnte. Der Nachbar konnte diese Bitte nicht ablehnen und gab ihm einen seiner Töpfe. Doch ein paar Tage später wurde er langsam misstrauisch, weil er den Topf immer noch nicht zurückbekommen hatte und da-

her ging er zu dem Mann rüber und unter dem Vorwand, dass er den Topf nun selbst wieder benötigte, fragte er nach seinem entliehenen Topf. Da sagte der Mann: „Ach, Sie haben es also gar nicht mitbekommen. Der Topf war schwanger und es war keine einfache Geburt. Ich wollte ihn und seine Kinder, den Krug und die Pfanne noch ein paar Tage bei mir behalten, bis es ihnen besser geht. Aber jetzt scheinen sie alle fit genug zu sein und Sie können den Topf und seine Kinder wieder mitnehmen."

Der Nachbar schaute den Mann nur komisch und irritiert an und als er ihm nicht nur den Topf, sondern auch noch eine Pfanne und einen Krug geben wollte, versuchte er, erst alles abzustreiten. Der Krug und die Pfanne gehörtem ihm schließlich eigentlich nicht und er wollte sie auch nicht einfach mitnehmen. Der Mann blieb jedoch bei seiner Geschichte und versicherte nur immer wieder, dass es die Kinder von dem Topf seien und er sie somit mitnehmen muss. Der Nachbar erkannte, dass weitere Diskussionen keinen Sinn ergaben und nahm sich daher alle drei Sachen und ging nach Hause.

Am nächsten Tag klingelte es allerdings wieder an der Tür und der gleiche Mann, wie auch schon die Tage davor, fragte nach einem Hammer und einem Schraubenzieher. Noch etwas verwirrt von der letzten Begegnung gab der Nachbar ihm beide Werkzeuge und meinte nur noch, dass er sie selbst aber bald wieder bräuchte. Als mehrere Tage rum waren, und der Nachbar sich schon auf den Weg machen wollte, um sein Werkzeug zurückzuholen, klingelte es an der Tür und der Mann stand nicht nur mit einem Hammer und dem Schraubenzieher vor ihm, sondern auch noch mit Schrauben, Nägeln und einer kleinen Zange. „Haben Sie es gewusst?", fragte er seinen Nachbarn. „Der Hammer und der Schraubenzieher sind ein Paar und als ich einmal kurz nicht aufgepasst habe, ist es passiert und der Hammer ist schwanger geworden. Die Geburt ist aber zum Glück gut verlaufen und alle Kinder sind gesund." Mit einem Lächeln überreichte er seinem Nachbarn den kleinen Korb mit allen Sachen und dieser schaute nur noch verwirrter. Aber Nägel und Schrauben konnte er immer gebrauchen und auch für eine kleine Zange würde er genug Verwendung finden, weshalb er dieses Mal gar nicht erst versuchte, dem Mann alles auszureden. Er nahm *den Korb mit einem Dankeschön entgegen, verabschiedete sich von dem Mann und ging wieder zurück in seine Wohnung.*

Ein paar Tage später klingelte es erneut an der Tür und als der Nachbar sah, wer da war, öffnete er gespannt die Tür. Wieder ist der Mann von nebenan gekommen und bestimmt wird er wieder nach irgendetwas fragen, was er sich ausleihen kann. Und tatsächlich, schon nach einem kurzen „Hallo" fragte der Mann direkt nach einem goldenen Krug, den er die letzten Male, als er da war, immer in der Eingangshalle gesehen hat. Er versicherte, dass er den Krug gleich am nächsten Tag zurückbringen würde und in der Hoffnung, dass er nicht nur den goldenen Krug, sondern auch noch andere Sachen zurückbringen würde, lieh der Nachbar ihn nur zu gerne aus.

Nach fast einer Woche, in der er nichts mehr von dem Mann gehört hatte, machte er sich langsam Sorgen um seinen Krug und beschloss, selbst nach ihm zu schauen und ihn sich zurückzuholen. Er machte sich also fertig und klingelte bei dem Mann, der nach kurzer Zeit bedrückt die Tür öffnete. Er begrüßte seinen Nachbarn und als er sagte, dass auch der goldene Krug schwanger war, freute sich dieser schon und wollte sogleich die Kinder sehen. Doch mit einer traurigen Stimme sagte der Mann, dass der Krug leider bei der Geburt verstorben sei und auch die Kinder die Geburt nicht überlebt haben.

Der Nachbar schaute den Mann fassungslos an, und zwar hat er schon davor gedacht, er hätte nicht alle Tassen im Schrank, doch jetzt schien er völlig verrückt geworden zu sein. „Wie soll ein Krug denn überhaupt schwanger sein? Erzählen Sie mir keinen Unsinn und geben Sie mir meinen goldenen Krug zurück!“, sagte der Nachbar entrüstet. Darauf meinte der Mann allerdings nur, dass der Nachbar doch auch die anderen beiden Schwangerschaften geglaubt hatte und wie er denn nun auf die Idee komme, dass diese nicht möglich ist. Entsetzt schloss er die Tür vor den großen Augen des Nachbarn und machte deutlich, dass mit ihm nicht zu diskutieren war.

Im ersten Moment scheint diese Geschichte vielleicht auch zum Lesen etwas merkwürdig zu sein und der Sinn dahinter wird nicht direkt klar. Aber eigentlich ist die Bedeutung ganz leicht zu verstehen und noch viel leichter findet man Parallelen im eigenen Leben. Bei dieser Geschichte geht es darum, dass man sich nicht einfach alles so machen kann, wie es einem selbst am besten passt. Wir können nicht die eine Sache für wahr hinnehmen und nur kurze Zeit später die gleiche Sache als Lüge darstellen, nur weil sie auf einmal nicht mehr so gut für uns passt. Das Leben besteht nicht daraus, sich die eigene Wahrheit immer schön zurechtzurücken, manchmal werden wir auch mit Sachen konfrontiert, die mit unserem Leben nicht übereinstimmen und trotzdem müssen wir sie akzeptieren. Genau wie der Nachbar nicht an einem Tag die Schwangerschaften des Topfes und des Hammers akzeptieren kann und am anderen Tag doch, genau so müssen auch wir uns täglich im Leben überlegen, was wir akzeptieren können, wollen oder müssen.

Übung 3: Affirmationen

Diese Übung erfordert für viele Menschen lange Übung und zu Beginn ist es schwer, sich tatsächlich auf die Übung einzulassen. Affirmationen sind nämlich positive Glaubenssätze, die einen selbst bestärken und einem immer wieder in Erinnerung rufen, wie toll man eigentlich ist. Wenn negative Glaubenssätze hochkommen, die mal wieder versuchen, einen schlecht zu machen und Energie zu rauben, können die Affirmationen verwendet werden, um sich nicht zu sehr von den Sätzen beeinflussen zu lassen und trotzdem noch mit sich selbst im Reinen zu sein.

Affirmationen sind eine sehr individuelle Achtsamkeitsübung und damit sie tatsächlich wirken, muss sich jeder seine eigenen positiven Glaubenssätze überlegen. Die Hürde dabei ist, sich zuerst einmal alle negativen Sätze bewusst zu machen und zu notieren, in welchen Momenten man sich selbst schlecht macht. „Ich bin zu schwach! Ich bin viel langsamer beim Arbeiten als die anderen. ...“ Egal in welchem Bereich die Sätze eingreifen und wie abwertend sie tatsächlich sind, alle Sätze müssen notiert werden!

Nachdem dieser Teil geschafft ist, muss zu jedem Satz ein positiver Gegensatz gefunden werden. Dabei sollten die Sätze nicht zu übertrieben und zu positiv sein, sondern sie sollten so wahr wie möglich sein und man selbst sollte sie glauben können. „Noch habe ich meine volle Stärke nicht erreicht, aber ich bin auf dem Weg dorthin! Vielleicht sind andere schneller als ich, doch dafür kann ich andere Sachen besser und es spielt nicht die Quantität, sondern die Qualität eine wichtige Rolle. ...“ Egal, um was es geht, positive Affirmationen lassen sich mit ein bisschen Zeit zu jedem Thema finden und glaubwürdig formulieren.

Wenn man dann eine kleine Liste zusammengeschrieben hat und positive Glaubenssätze für die unterschiedlichsten Situationen gefunden hat, kann man diese verwenden, um gegen die negativen anzukämpfen. Immer, wenn Selbstzweifel und Kritik aufkommen, kann man sich an die positiven Sätze erinnern und sich bewusst machen, dass man eigentlich viel stärker ist und es gerade nur nicht sehen kann. Am Anfang wird es schwerfallen, die positiven Sätze zu akzeptieren, doch mit jeder Wiederholung schenkt man ihnen mehr Glauben und beginnt damit, sich selbst immer mehr zu lieben und zu akzeptieren.

Die vier Waisen

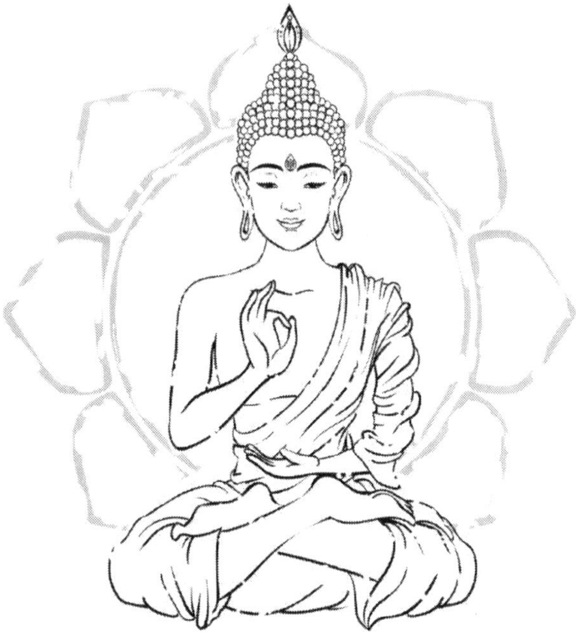

Es war einmal eine Entenmutter, die hatte vier Eier gelegt und schon angefangen, sie auszubrüten, als sie leider vom Fuchs getötet wurde. Die Eier blieben dabei unversehrt, allerdings lagen sie anschließend offen im Gras und waren vielen Gefahren ausgesetzt. Glück im Unglück kam jedoch kurze Zeit später ein Huhn vorbei, welches sich, ganz nach seinem Mutterinstinkt, auf die Eier setzte und anfing, diese

auszubrüten. Die Henne beschützte die Eier als wären es ihre eigenen und nach wenigen Tagen begannen die Küken auch schon zu schlüpfen. Diese wussten natürlich nicht, dass sie eigentlich Enten waren und haben somit in der Henne ihre Mutter gesehen. Sie sind ihr überall hin gefolgt und auf dem Bauernhof, auf dem das Huhn eigentlich lebte, haben sie sich schnell zurechtgefunden. Sie spielten zu Beginn noch gerne mit den Hühnerküken und versuchten selbst nach Würmern zu picken. Doch schnell merkten sie, dass ihre Schnäbel nicht dazu gemacht waren, in der Erde zu picken und ihre Füße mit den Schwimmflossen nahezu gänzlich ungeeignet zum Graben waren. Die Henne, die die Eier ausgebrütet hatte, musste sich daher immer wieder um die Küken kümmern und für sie Würmer, Krabbeltiere und Ähnliches aus der Erde ziehen, damit sie nicht verhungern.

Die Küken waren natürlich alle sehr dankbar dafür, doch sie spürten auch, dass das nicht ihr richtiges Leben war und ihnen etwas fehlte, um wirklich glücklich zu sein. Und als sie bei einem Spaziergang über den Bauernhof zu einem kleinen See kamen, sprangen alle vier Küken sofort ins Wasser und spielten unermüdlich. So glücklich waren sie schon lange nicht mehr und in diesem Moment begannen sie zu realisieren, dass sie nicht auf den Bauernhof gehören, sondern eigentlich viel besser im und am Wasser aufgehoben sind. Und während die vier so ungestört im Wasser spielten, kam die Henne zum Ufer und schaute ganz erschrocken, als sie ihre Küken so im Wasser sah. Sie rief ihnen zu, sie sollen wieder ans Ufer kommen und sich in Sicherheit begeben, doch keines der Entenküken hörte auf das Huhn. Auch als der Hahn kam, um sie zur Vernunft zu bringen, ließen sie sich nicht von ihren Spielen abbringen und blieben weiter im Wasser. Hahn und Henne schauten sich beide nur an und meinten schließlich, dass die Jugend einfach viel zu unvernünftig ist und auf sie kein Verlass sei. Als ein Küken das hörte, schwamm es entgeistert zum Ufer und sagte nur: „Gebt uns nicht die Schuld, dass ihr selbst nicht in der Lage seid, die Wahrheit zu erkennen!“

Diese Geschichte sagt viel darüber aus, wie man mit anderen Menschen umgehen soll und sie gibt uns vor allem für Konflikte und rege Diskussionen einen wichtigen Tipp. Natürlich könnten wir Hahn und Henne für dumm halten, weil sie nicht erkennen, dass das eigentliche Leben der vier Küken im Wasser stattfindet und es nicht Hühner, sondern Enten werden. Genau so könnten wir aber auch die Entenküken für trotzig und frech halten, schließlich hören sie nicht auf ihre Eltern und spielen einfach weiter im Wasser. Allerdings wäre beides falsch, denn weder sind die Eltern dumm noch sind die Küken trotzig, beide betrachten die Realität nur aus einem anderen Blickwinkel. Nicht immer gibt es ein eindeutiges Richtig oder Falsch, viel öfter gibt es noch ganz viele Stufen dazwischen und wir müssen akzeptieren, dass nicht nur unsere eigene Meinung richtig ist, sondern oft nur eine Teilwahrheit, die durch andere Meinungen ergänzt wird.

irgendjemand dagegen, dass Parhin auf Buddha trifft, denn auch auf dem anderen Weg stieß er immer wieder auf Leute, die unbedingt seine Hilfe brauchten und so, wie er nun einmal war, konnte er nicht ohne zu helfen weiterziehen. Es kam also dazu, dass der Mönch noch sehr viel öfter seine Richtung änderte, um Buddha zu verfolgen und auch nach zehn Jahren befand er sich noch immer auf der Reise. Zu Beginn des elften Jahres erreichte ihn allerdings die Nachricht, dass Buddha zurück in seine Geburtsstadt kehren wird, um sich dort für seine letzten Tage niederzulassen und in Ruhe sein Leben zu beenden. Parhin wusste, dass das seine letzte Möglichkeit ist, um den zu treffen, den er nun schon so lange suchte und diesmal nahm er sich fest vor, dass ihn nichts von seinem Weg abbringen würde. Zum Glück war Buddhas Geburtsstadt auch nur eine Woche Fußmarsch von Parhins aktuellem Standort entfernt und der Mönch war sich fast sicher, dass er es jetzt endlich schaffen wird.

Doch – wie sollte es anders sein – traf er wenige Stunden vor der Stadt im Wald auf ein verletztes

Reh und nachdem er sich in der Umgebung umgeschaut hatte, wusste er, dass nur er dem Reh helfen könnte, denn sonst war weit und breit niemand zu sehen. Gleichzeitig wusste er aber auch, dass Buddha im Sterben lag und er nicht mehr viel Zeit hatte, um ihn zu treffen. Hin- und hergerissen traf Parhin schließlich die Entscheidung, dass er Buddha niemals treffen könnte, wenn er wüste, dass er dafür ein hilfloses Reh dem Tod überlassen hat. Somit blieb er bei dem Reh, reinigte die Wunden und brachte ihm etwas Wasser aus seinen Vorräten. Er versuchte, es so gut wie es ging zu versorgen und tatsächlich machte das Tier schon nach ein paar Stunden einen wesentlich fitteren Eindruck. Er war sich sicher, dass er es in diesem Zustand zurücklassen könne und packte daher alle seine Sachen wieder zusammen und wollte gerade zwischen den umliegenden Bäumen verschwinden, als er plötzlich eine Stimme hinter sich hörte. Parhin drehte sich um und statt des Rehs, das eben noch dort auf der Lichtung lag, stand nun Buddha vor ihm und sagte: „Parhin, Du kannst Deine Suche nach mir beenden, denn hier bin ich. Indem Du das Reh gerettet hast, hast Du auch mich gerettet und ich kann Dir versichern, wenn Du heute weitergelaufen wärst und

Dich nicht um das Reh gekümmert hättest, hättest Du mich niemals getroffen.“

Die Bedeutung dieser Geschichte zu verstehen ist vielleicht nicht ganz so leicht, doch dafür ist sie umso schöner. Sie zeigt uns, dass wir im Leben immer zwei Möglichkeiten haben und uns immer entscheiden können, ob wir unser eigenes Ziel im Fokus behalten oder ob wir anderen helfen. Zwar erreichen wir dann unser eigenes Ziel vielleicht nicht sofort, allerdings öffnen sich dadurch oft andere Türen und manchmal hätten wir unser Ziel auch nie erreicht, wenn wir nicht erst einen kleinen Umweg gegangen wären. Außerdem zeigt die Geschichte auch, wie sich das Stecken von Zielen auf unser tägliches Handeln auswirkt. Der Mönch hat sich mit dem Treffen von Buddha ein sehr hohes Ziel gesteckt, was er sicherlich nicht sofort erreichen kann. Er braucht Zeit und trotzdem hat er keine Eile, denn er konnte das Ziel auch noch nach mehreren Jahren erreichen.

Hoch gesteckte Ziele verleiten dazu, auf dem Weg dorthin alles liegenzulassen und wegen dieses Zieles alles andere aus den Augen zu verlieren. Die Begründung, dass man gerade auf dem Weg ist, Buddha zu treffen, wird sicherlich keinen dazu bringen, sich abgewiesen zu fühlen, wenn man keine Hilfe bekommt. Dieses Ziel ist schließlich weit größer als das Ziel, Schafe einzufangen oder die Ernte einzubringen und gerne kann man dafür andere Sachen einfach links liegen lassen.

So ein Ziel kann aber auch dazu führen, dass man viel offener durch die Welt geht und erst recht seine Hilfe anbietet. Oft führen sie schon auf dem Weg zum Ziel zu einem Höhenflug und mit der Motivation, das große Ziel zu erreichen, hilft man unterwegs auch gerne, kleine Wünsche zu erfüllen. Wie es so schön heißt, ist nicht immer das Ziel das tatsächlich schöne, sondern oft ist der Weg dorthin viel atemberaubender als das Ziel selbst. Sind wir nicht alle stolzer, wenn wir zu einem Gipfel selbst gelaufen sind als wenn wir uns einfach in die Seilbahn gesetzt haben, um auf den Berg zu kommen? Das Ziel ist dasselbe und nur der Weg unterscheidet sich und oft kann dieser Weg unser ganzes Leben verändern.

Übung 4: Traumreise

Eine gute Entspannungsübung, um sich von einem stressigen Alltag zu erholen oder sich von aufdringlichen Gedanken zu befreien, ist auch die Traumreise. Im Gegensatz zu den vorherigen Übungen benötigt man hierfür jedoch noch eine weitere Person oder ein Hörspiel, welches die Traumreise vorliest.

Traumreisen gibt es in den unterschiedlichsten Varianten und man kann sich auch selbst durch eine Traumreise führen. Sie schicken einen zum Beispiel an einen schönen Strand, in die Sonne, in die verschneiten Berge oder an einen Lieblingsort. Dort angekommen nimmt man alles wahr, was zu sehen, zu hören oder zu fühlen ist und lässt in Ruhe den gesamten Moment auf sich wirken. Es geht darum, abzuschalten und zu sich selbst zurückzukehren, keine Bewertungen zu fällen und einfach für den Moment zu leben.

Schließe die Augen und atme tief ein. Erinnere Dich an Deinen letzten Urlaub am Meer und stelle Dir vor, dass Du wieder dort am Strand liegst. Spüre, wie die Sonne Deine Haut wärmt. Höre, wie die Wellen sich sanft am Ufer brechen und rieche den leicht salzigen Geruch vermischt mit Sonnencreme. Lass Dich in diesen Moment hineinfallen und lass alles andere hinter Dir. Bleibe für ein paar Minuten einfach an dem Strand liegen und genieße die Wärme. Beobachte, wie die Möwen sich ins Meer stürzen, um Fische zu fangen und höre den Kindern beim Spielen mit den Wellen zu. Merkst Du, wie Du Dich immer mehr entspannst und einfach nur dort am Strand in der Sonne liegst? Nimm Dir dieses Gefühl mit, wenn Du jetzt langsam wieder Deine Augen aufmachst und in den Alltag zurückkehrst.

Schließe die Augen und atme tief ein. Stelle Dir vor, Du bist an einem schönen, angenehm warmen Tag mit einem Heißluftballon unterwegs. Du siehst all die kleinen Häuser, die Autos, die auf den Straßen fahren und die Flüsse, die das Land durchteilen. Du spürst, wie Dir der Wind zwischen den Haaren weht und Du fühlst Dich fast schwerelos. Du hörst außer dem Brenner, der den Heißluftballon fliegen lässt, nichts anderes und weißt, dass, egal, was Du machst, Dich keiner sehen kann. Du genießt die Freiheit und das Bild, von allen kleinen Häusern und merkst, wie klein alles doch eigentlich ist. Du machst Dir bewusst, wie unwichtig tägliche Probleme sind und wie wenig es ausmacht, ob und wie Du etwas machst. Du kannst sein wie Du willst und trotzdem wird sich die Welt auch morgen noch um ihre Achse drehen. Behalte Dir dieses Gefühl von Freiheit und wirf noch einen letzten Blick auf die Miniaturwelt, bevor Du wieder in den Alltag zurückkehrst und langsam Deine Augen öffnest.

Diese zwei Texte sind Beispiele dafür, wie eine Traumreise ablaufen kann und am besten funktioniert es, wenn man sich solche Texte gegenseitig vorliest. So kann man sich ganz auf die Reise fokussieren und wird mit geschlossenen Augen nicht so leicht von anderen Dingen abgelenkt. Der Text kann dabei auch beliebig ergänzt werden, die Traumreise sollte aber nicht länger als fünf Minuten gehen, denn irgendwann lässt die Konzentration nach und die Reise verfehlt ihre Wirkung. Der Text sollte zusätzlich langsam und ruhig gelesen werden, damit die Zuhörer die Möglichkeit haben, sich wirklich in die Situation hineinzufühlen und nicht von einem Punkt zum nächsten gehetzt zu werden.

Das Land der langen Löffel

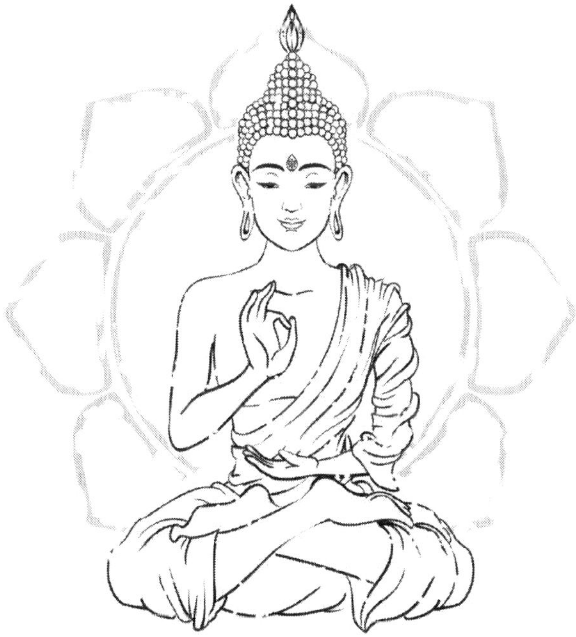

Es war einmal ein Mann, der schon viel gereist ist und im Laufe seines Lebens unglaublich viele Länder besucht hatte. Er hat nicht nur fast alle existierenden Länder besucht, sondern auch viele imaginäre und vor allem diese Reisen haben ihn stark geprägt. Als er langsam nicht mehr genug Kraft hatte, um weiterhin die Welt zu bereisen, ließ er sich an einem schönen Ort nieder und dachte darüber nach, was er in den letzten Jahren alles erlebt hatte.

Ihm fielen so viele spannende Geschichten ein und er hätte Tagen und Wochen davon erzählen können. Besonders in Erinnerung ist ihm aber die Reise zu einem ganz besonderen Land geblieben, dem Land der langen Löffel.

Ganz zufällig hat er dieses Land entdeckt, als er bei seinen Reisen in einem abgelegenen Hotel übernachtete. Dort gab es neben dem Hotel noch ein kleineres Gebäude, welches auf einen West- und einen Ostflügel aufgeteilt war. Getrieben von seiner Neugierde ging er zu diesem kleinen Haus und las, was dort an der Tür geschrieben war:

Hinter dieser Tür finden Sie das Land der langen Löffel. Es besteht nur aus zwei Zimmern, namens schwarz und weiß und Sie erreichen diese Zimmer über einen langen Gang. Um in die Zimmer zu kommen, müssen Sie dem Gang nur bis zur Abzweigung folgen und sich dort für eine Richtung entscheiden. Wenn Sie zuerst das schwarze Zimmer besichtigen wollen, so gehen Sie nach rechts. Möchten Sie aber lieber das weiße Zimmer ansehen, so wenden Sie sich nach links. Halten Sie Ihre Augen offen!

Der Mann war begeistert, auf seiner Reise noch unerwartet ein weiteres Land entdeckt zu haben und machte sich gleich auf den Weg den Gang hinunter. An der Gabelung angekommen, überlegte er nur kurz, wohin er zuerst will, doch da er sicherlich beide Räume anschauen würde, ging er, seinem Bauchgefühl folgend, zuerst nach rechts. Er folgte einem Gang, der etwa 50 Meter lang war und sah schon von Beginn an die schwarze Tür am Ende des Flures. Je näher er dieser Tür kam, desto aufgeregter wurde er und desto lauter wurde auch das Ächzen und Stöhnen, was er direkt hinter der Tür vernehmen konnte. Diese Geräusche brachten ihn vor der Tür erst einmal zum Zögern, denn auch wenn er schon so viel gesehen hatte, war er sich nicht sicher, ob er wissen will, was dieses Leid auslöst.

Als er sich schließlich doch dazu entschied, die Tür zu öffnen, kam er in einen großen Saal, in dessen Mitte ein Tisch mit lauter Essen stand. Um diesen Tisch saßen mindestens dreißig, ach nein, mindestens fünfzig Leute und sie alle schauten auf die leckeren Speisen, die sich vor ihnen auftürmten. Der Mann konnte gar nicht so recht verstehen, warum alle denn so stöhnen, wenn vor ihnen eine Tafel mit dem besten Essen, das man sich vorstellen kann, vorbereitet ist. Da erkannte er allerdings, dass jeder der Gäste einen Löffel in der Hand hatte, mit dem sie zwar die Speisen am Tisch alle problemlos erreichen konnten, doch war der Löffel eines jeden einzelnen viel länger als die eigenen Arme.

So saßen sie also alle vor dem Essen, doch konnten sie durch die viel zu langen, an den Händen befestigten Löffeln die Speisen gar nicht essen. Sie waren direkt an der Quelle, doch starben sie fast vor Hunger, weil sie wegen der langen Löffel einfach nicht essen konnten. Den Mann stimmte das so traurig, dass er sich sofort umdrehte und aus der Tür zurück zur Weggabelung rannte.

Dort angekommen musste er das Gesehene erst einmal kurz verarbeiten und er verbrachte lange Zeit damit, zu überlegen, ob er den anderen Raum überhaupt sehen will. Seine Neugierde überwog dann aber und so machte er sich noch nach links zur zweiten Tür auf. Auch hier war der Gang wieder ungefähr 50 Meter lang und bei jedem Schritt, den er näher zur Tür kam, wartete er darauf, dass er wieder Stöhnen und Wehklagen hören würde.

Stattdessen blieb es zuerst still und erst kurz vor der Tür konnte er Lachen und angeregte Unterhaltungen hören. Zuversichtlich öffnete er die Tür, doch auf den ersten Blick sah der Raum genau so aus wie auch der schwarze Raum. Viele Gäste saßen um eine große, reichlich gefüllte Tafel und jedem waren viel zu lange Löffel an die Hände gebunden. Doch etwas ganz Entscheidendes hat sich verändert, denn die Leute stöhnten keinesfalls laut auf vor Hunger, noch waren sie nicht fähig, das Essen zu genießen. Sie haben gemerkt, dass sie alleine nicht vorankommen und sich daher entschieden, sich gegenseitig zu helfen und mit den viel zu langen Löffeln gegenseitig zu füttern. So konnte jeder das

Der ehrgeizige Holzfäller

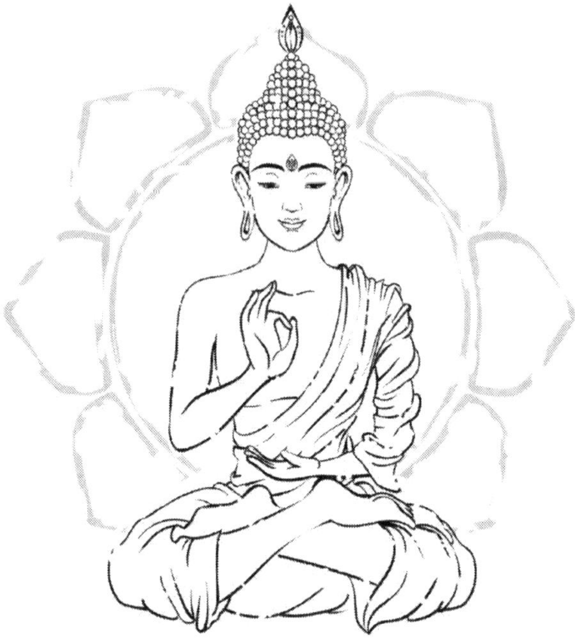

Mal wieder war es an der Zeit, dass sich eine Gruppe von Männern in den Wald aufmachte, um ausreichend Feuerholz für den Winter zu schlagen. Sie wussten, dass sie alle hart arbeiten müssen, um ihren Chef zufriedenzustellen und besonders der neue Holzfäller Tracy musste sein Können beweisen.

Aufgeregt und noch voll mit Energie geladen machten sich die Männer alle zusammen am ersten Tag an die Arbeit und suchten im Wald passende Bäume aus, die sie direkt fällten. Dabei machten sie aus ihrer Arbeit zum Ansporn wie immer ein kleines Wettrennen und wer am Ende des Tages die meisten Bäume gefällt hat, durfte das Aufstapeln der gefällten Bäume allen anderen überlassen. Da diese Aufgabe keiner gern machte, strengten sich alle unglaublich an und Tracys Motivation war besonders groß, schließlich wollte er allen beweisen, dass er nun zurecht in dem Team mitarbeitet.

Und tatsächlich kam es dazu, dass diese Motivation dem neuen Holzfäller zugutekam und er am Ende des Tages mit zwölf gefällten Bäumen die Nase vorne hatte. Somit konnte er sich schon zufrieden auf den Heimweg machen, während die anderen noch die Baumstämme stapelten. Bevor er ging, lobte sogar der Chef seine Arbeit kurz und gratulierte ihm zum Sieg. Das motivierte Tracy noch mehr und mit dem Vorsatz am nächsten Tag noch mehr Bäume zu fällen, ging er besonders früh ins Bett.

Um sechs Uhr wurde er vom Wecker geweckt und noch vor den anderen machte er sich auf in den Wald, um mit den Arbeiten zu beginnen. Er gab sich deutlich Mühe, um wieder besser als alle anderen abzuschneiden und seinen eigenen Rekord zu schlagen. Doch trotz der Mühe und der früher begonnenen Arbeit, schaffte er an diesem Tag nur neun Bäume, was ihn ärgerte und zugleich auch verwunderte. Er hatte extra früher angefangen und mindestens so hart gearbeitet wie am letzten Tag und trotzdem hat er es nicht geschafft, so viele Bäume zu fällen. Er half also beim Stapeln und gepackt vom Ehrgeiz stellte er sich seinen Wecker für den nächsten Tag noch ein bisschen früher.

Aber auch an diesem Tag sollte er kein Glück haben und während es am letzten Tag noch neun Bäume waren, schaffte er an diesem nur sieben. Am nächsten waren es sogar nur sechs und als er nur noch drei Bäume schaffte, kam der Chef gegen Feierabend zu ihm und fragte, womit Tracy denn Probleme habe. Dieser war schon ganz fertig und verzweifelt, denn er steckte so viel Energie in seine Arbeit und trotzdem wurde sein Ergebnis immer schlechter. Er hatte große Angst, dass er entlassen wird und berichtete seinem Chef davon, wie hart er gearbeitet hat und wie viel früher er extra gekommen war. Er glaubte das auch alles und fragt erst einmal nur, wann Tracy denn das letzte Mal seine Axt geschärft hatte. Verwundert über die Frage, meinte dieser nur, dass er dafür doch gar keine Zeit hatte und sich lieber darauf fokussiert hatte, frühzeitig und viel zu arbeiten. Während er so sprach, fiel ihm selbst auf, welchen Fehler er dabei gemacht hatte und wie viel mehr Leistung er hätte bringen können, wenn er seine Axt immer wieder geschärft hätte. Was bringt ihm viel Kraft und Motivation, wenn sein Werkzeug ungeeignet ist und seine Energie dadurch verloren geht?

Ähnlich, wie es diesem Holzfäller gegangen ist, geht es auch oft uns Menschen und wir sind viel zu sehr auf das Ziel fokussiert, dass wir manchmal gar nicht merken, was wir auf dem Weg dorthin alles brauchen. Der schnellste Weg ist nicht immer, einfach drauf loszueilen und zu versuchen, möglichst schnell den kürzesten Weg zu gehen. Manchmal sind auch kleine Pausen nötig oder Momente, in denen man etwas völlig anderes macht, damit man danach wieder genug Energie und Motivation zum Weitermachen hat.

Außerdem zeigt uns die Geschichte, wie sehr einen solche Vergleiche unter Druck setzen können und wie sehr sie manchmal unsere Arbeit eingrenzen. Oft sind sie zwar dafür gedacht, dass wir mehr Motivation zeigen und uns gegenseitig zu mehr Leistung animieren, doch nicht immer klappt das. Zwar heißt es, dass Diamanten nur unter Druck entstehen können, doch unter zu viel oder falsch angesetztem Druck können auch diese kaputtgehen. Wir müssen nicht jeden Kampf mitkämpfen und nicht immer unter den Ersten sein. Der Spaß im Leben und die Motivation sollten immer vor der konkurrierenden Leistung stehen.

Übung 5: Autogenes Training

Diese Übung ist eine etwas speziellere Achtsamkeitsübung und benötigt wieder etwas mehr Übung, damit sie wirkt. Autogenes Training bedeutet allgemein, dass man allein durch Gedankenkraft zum Beispiel seinen Arm dazu bringt, warm zu werden. Und was sich zuerst nach spirituellem Blödsinn anhört, funktioniert tatsächlich und nicht nur in der Therapie, auch bei Eisschwimmern oder anderen Sportlern, die bei extremen Temperaturen trainieren, wird diese Technik angewandt. Sie funktioniert, indem man sich in Gedanken oder von einer anderen Person immer wieder den gleichen Satz sagen lässt und sich nur darauf konzentriert.

Ich bin ruhig, ganz, ganz ruhig. Mein rechter Arm wird warm, ganz warm.

Ich bin ruhig, ganz, ganz ruhig. Mein rechter Arm wird schwer, ganz schwer.

Ich bin ruhig, ganz, ganz ruhig. Mein rechter Arm wird leicht, ganz leicht.

Solche Sätze lassen sich mit jedem Körperteil bilden und während es für Anfänger gut ist, sich erst einmal auf ein Gebiet zu beschränken, können Fortgeschrittene auch beide Arme oder gleich den ganzen Körper auf einmal nehmen. In der Regel sind auch die unterschiedlichen Gefühle nicht alle gleich einfach zu übertragen und man sollte zuerst mit dem Schweregefühl anfangen. Nach mehreren Wiederholungen und wenn es immer funktioniert, kann man sich auch anderen Gefühlen widmen und zum Beispiel ausprobieren, ob es auch mit Wärme und Leichtigkeit funktioniert. Auch diese Übung sollte allerdings nicht zu lange am Stück durchgeführt, sondern eher auf fünf bis zehn Minuten beschränkt werden. Zwischen den Sätzen sollten außerdem immer wieder Pausen gemacht werden, um die Übung richtig auszuführen und sich ausreichend auf das Schweregefühl zu konzentrieren. Nicht bei jedem funktioniert das autogene Training und manche kommen damit nicht zur Ruhe, sondern sind danach viel aufgewühlter, weil sie keinen Erfolg verspürt haben. Aus diesem Grund sollte jeder erst einmal ein paar Versuche starten und entscheiden, ob ihm diese Übungen helfen oder nicht.

und überlegte und mal wieder entging es der Entscheidung, indem es sich gar nicht erst entschied.

Ohne Arzt und ohne ausreichend Schlaf und Essen ging es dem Wesen allerdings immer schlechter und es dauerte nicht mehr lange, bis es kraftlos zusammenbrach und starb. Die Menschen im Dorf hatten dieses Leid nur am Rande mitbekommen, doch kurz nach dem Tod des Wesens entdeckte einer der Bewohner den leblosen Körper. Traurig blickte er die so schöne Kreatur an und im Dorf rief er dazu auf, dem Wesen eine letzte Ruhestätte zu geben. Die Menschen versammelten, um sich zu überlegen, ob das Wesen auf einem menschlichen Friedhof oder lieber im Wald begraben werden soll und nach langen Diskussionen haben sie immer noch keine Entscheidung getroffen.

Schließlich schauten sie auf und sprachen zu dem Autor der Geschichte und fragten ihn, was sie denn nun machen sollten. Aber auch er war keine große Hilfe und sagte, dass er diese Entscheidung nicht treffen könnte. Er sah, wie sehr sich die Dorfbewohner um die richtige Entscheidung bemühten und da es scheinbar nie zu einer Entscheidungsfindung kommen würde, entschloss sich der Geschichtenschreiber kurzerhand, das Wesen einfach wiederzubeleben und den Dorfbewohnern dadurch die Entscheidung abzunehmen. Gesund und gestärkt war das Wesen wieder unter ihnen, doch mit der Zeit wurde es wieder hungrig und stand vor derselben Entscheidung, wie das letzte Mal: Was soll es essen?

Vielen Menschen fällt es schwer, im Leben Entscheidungen zu treffen und oft finden sie einen geschickten Weg, um diesen Entscheidungen zu entkommen. Allerdings folgt auf eine Entscheidung meist gleich eine weitere und dann noch eine und dann noch eine und mit der Zeit kommt man an den Punkt, an dem man diesen Entscheidungen nicht mehr aus dem Weg gehen kann. Egal, wie man es dreht und wendet, es wird immer wieder der Punkt kommen, an dem alles von vorne losgeht und der Kreislauf wird sich so lange wiederholen, bis eine *kam zu dem Entschluss, dass sie unbedingt etwas ändern muss. Sie setzte sich an ihre lange Tafel und nahm einen großen Block und einen Stift zur Hand, um alle Ideen aufzuschreiben, die ihr so in den Sinn kamen. Sie wollte es unbedingt schaffen, von den Bewohnern von Linola verehrt zu werden und es war ihr egal, wie viel es kostete.*

So saß sie den ganzen Tag und die ganze Nacht und schrieb eine Idee nach der anderen auf. Als das Blatt Papier voll war und ihr langsam die Ideen ausgingen, lehnte sie sich zufrieden zurück und las noch einmal alle Ideen durch. Sie war sich sicher, dass sie es damit schaffen würde, verehrt zu werden und nahm sich vor, gleich am nächsten Tag mit der Umsetzung zu beginnen. Und so rief sie am nächsten Tag alle Diener zusammen und verteilte die unterschiedlichsten Aufgaben. Sie wollte, dass überall im Königreich kleine Statuen oder Bilder von ihr zu sehen waren und jeder Linoler immer wieder an sie erinnert würde. Außerdem wollte sie auch ein Gebäude bauen, welches ihr gewidmet werden sollte, um sie dort zu verehren.

Mit dieser langen Liste an Aufgaben machten sich die Diener daran, Statuen zu beauftragen und Bilder in der Stadt zu verteilen. Auch mit dem Bau des Gebäudes wurde unmittelbar angefangen und es dauerte nicht lange, bis die Grundmauern schon standen. Die Umsetzung der königlichen Wünsche erfolgte so schnell, wie nur möglich, und nach fast zwei Monaten war alles so, wie es die Königin haben wollte. Sie war von allen Ideen immer noch sehr begeistert und machte sich gleich auf, um sich selbst in dem ihr gewidmeten Gebäude zu verehren. Sie war sich sicher, dass sie das jetzt jeden Tag machen würde und konnte förmlich schon spüren, wie sie immer mehr von der Bevölkerung verehrt wurde. Dieses Gefühl blieb allerdings nur von kurzer Dauer, denn nach ein paar Wochen hatte sich immer noch nichts verändert und die anfängliche Aufregung über die neu aufgestellten Statuen und Bilder ebbte immer weiter ab.

Das wollte die Königin so aber natürlich nicht zulassen und daher suchte sie sich drei verschiedene Bewohner aus und nahm sie mit in ihren Tempel, um sie aufzufordern, vor ihrer großen Statue niederzuknien und sie zu verehren. Sie drohte sogar mit dem Tod und so ging der erste Mann gleich in die Knie. Es war ein weiser Mann, der sich zwar Gedanken darüber machte, was man nun von ihm denken würde, aber schnell seine Beruhigung fand. Schließlich hatte er hierbei ohne Überzeugung gehandelt und nur, um zu überleben und daher konnte ihm keiner dieser Verehrung übelnehmen. Auch der zweite Mann, er war Priester, verneigte sich vor der Statue und behielt dabei immer im Hinterkopf, dass er ein Auserwählter des wahren Gottes war. Dieser würde seine Tat nicht als Verrat ansehen, sondern er würde die Verehrung, egal an welchem Ort sich der Priester befindet, immer auf sich beziehen.

Doch während diese beiden Männer dort knieten, weigerte sich der dritte Mann strikt, dieser Aufforderung nachzukommen. Er war ein Mann, der nicht viel zu verlieren hatte und immer nur von einem Tag zum nächsten lebte. Auch auf die erneute Aufforderung der Königin hin und der Drohung mit der Todesstrafe rührte sich der Mann nicht und sprach nur: „Ich bin ein armer Mann und der Gesellschaft von Linola nichts schuldig, weder Ihnen noch sonst irgendjemandem. Ich lebe jeden Tag nur davon, auf der Straße zu betteln und einen einigermaßen warmen Ort zu finden, an dem ich übernachten kann. Daher vergebt mir, Königin, mein Leben ist mir bei Weitem nicht so viel wert, dass es sich lohnt, sich so lächerlich zu machen, nur um es zu behalten."

Darüber war die Königin sehr überrascht und während sie so über seine Aussage nachdachte, wurde ihr bewusst, wie falsch ihr Verhalten eigentlich war und dass sie so niemals die Verehrung bekommt, die sie gerne hätte. Sie begann also damit, alle Statuen wieder abzubauen und ihren Tempel zu einem Ort umzubauen, an dem jeder Mensch Schutz suchen konnte und gerne willkommen ist.

Diese Geschichte handelt von dem wahren Wert von Dingen und macht deutlich, dass jeder eine subjektive Wahrnehmung dazu hat. Der Priester und der

mehr hinausgekommen. Schwimmen konnte er die Strecke leider auch nicht, denn zwischen ihm und dem Festland hatte sich das Wasser zu einem reißenden Fluss entwickelt und die Gefahr, von der Strömung mitgerissen zu werden, war viel zu groß.

So lief er Tag für Tag an der Küste entlang und überlegt, wie er denn über diese Meerenge zu seinen Freunden und viel wichtiger, zu seiner Familie kommen konnte. Als er noch sehr jung und der Winter sehr kalt war, war das Wasser zwischen der Insel und dem Festland gefroren und er kam einfach hinüber. Er spielte so viel auf der Insel mit seinen Freunden, dass er eines Tages einfach einschlief und verpasste, wie sich alle anderen auf den Heimweg machten. Doch als er am nächsten Tag aufgewacht war, waren alle schon weg und es hat begonnen zu regnen, wodurch das Eis unsicher geworden ist. Noch machte es dem kleinen Bären nichts aus, schließlich dachte er, dass er bald wieder auf der anderen Seite sein würde, aber leider hat er sich darin getäuscht.

Inzwischen war er schon fast ein halbes Jahr auf der Insel und wollte endlich wieder nach Hause. Er fand zwar noch ausreichend Nahrung, doch würde es nicht reichen, um den Winter zu überstehen und das wusste er auch. Er suchte also fieberhaft nach einem Plan und überlegte tagelang, aber ihm schien nichts Passendes einzufallen. Doch eines Nachmittags, als er sich gerade auf die Suche nach ein paar Fischen an der Küste aufgemacht hatte, begegnete ihm eine Möwe und sie fragte ihn überrascht, was er denn immer noch auf der Insel mache. Er schaute sie schief an und erklärte, dass es für ihn keine Möglichkeit gäbe, wieder zum Festland zu kommen. Die Strömung war einfach zu stark und über die Brücke konnte er nicht, denn die Lücken zwischen den Brettern waren zu groß.

Die Möwe überlegte kurz und der junge Bär konnte ihr fast ansehen, wie sie einen genialen Einfall hatte: „Du meinst, dass die Bretter zu weit auseinander sind, doch überlege mal, wann Du es das letzte Mal versucht hast, über die Brücke zu kommen. Sicherlich warst Du damals noch ein ganzes Stück kleiner und hast die Erfahrung gemacht, dass

Du immer wieder stecken bleibst und nicht vorwärtskommst. Aber ich versichere Dir, wenn Du es jetzt noch einmal probierst, dann werden Deine Tatzen groß genug sein, um die Abstände zu überwinden, ohne zwischendurch stecken zu bleiben!" Der Bär überlegte kurz und war sich sehr unsicher, ob ihm die Möwe nicht einfach nur hinters Licht führen will, aber ihm würde nichts anderes übrigbleiben, als es einmal auszuprobieren. Er machte sich also auf den Weg zur Brücke und vorsichtig, schon in der Erwartung, wieder stecken zu bleiben, setzte er eine Tatze vor die andere. Stück für Stück entfernte er sich weiter von der Insel und er sah, wie das Festland immer näherkam.

Ungläubig wurde er mit jedem Schritt sicherer und schneller und nach kurzer Zeit hatte er die Brücke schon fast vollständig überwunden. Kopfschüttelnd, wie dumm er war und, dass er nicht selbst auf diese Idee gekommen war, machte er sich schließlich auf die Suche nach seiner Familie und freute sich sehr, alle seine Freunde bald wiederzusehen.

Eine wirklich schöne Geschichte, um zu erkennen, wie sehr uns die Vergangenheit prägt und wie stark wir uns von ihr beeinflussen lassen. Nicht nur der Bär, auch wir Menschen übertragen vergangene Misserfolge oft direkt auf die Zukunft und lassen viele Dinge unversucht, weil wir, wie schon die letzten Male, scheitern könnten. Auf die Idee, dass wir aber mit jedem Fehler und mit jedem Scheitern auch ein Stück gewachsen sind, kommt uns oft gar nicht in den Sinn und so nehmen wir es einfach hin, dass wir manche Dinge nicht erreichen können. Doch wir sollten uns von der Vergangenheit nicht die Zukunft verbauen lassen und immer wieder aufs Neue versuchen, Ziele zu erreichen, denn irgendwann wird der Moment kommen, in dem wir genug gewachsen sind und bereit dafür sind, unser Ziel zu erreichen.

Übung 7: Die fünf Sinne

Eine sehr einfache Achtsamkeitsübung, die jederzeit in den Alltag eingebaut werden kann, ist diese Übung, bei der nacheinander alle Sinne durchgegangen werden. Man kann sich auch nur auf einen Sinn fokussieren, wenn man nicht ausreichend Zeit hat oder die Übung nur zwischendurch kurz einbauen will.

Am besten funktioniert die Übung bei einem kleinen Spaziergang durch die Nachbarschaft, durch einen Wald oder in der Stadt und auch auf dem Weg zur Arbeit oder zum Einkaufen kann sie durchgeführt werden. Zuerst befasst man sich dabei mit dem Sehsinn und geht für ungefähr fünf Minuten langsam weiter. In diesen Minuten achtet man auf alles, was man sehen kann, auf spezielle Farbtöne, versteckte Kleinigkeiten oder offensichtliche Sachen. Auch auf Wegen, die man schon oft gegangen ist, lassen sich so immer wieder neue Sachen entdecken und es ist überraschend, wie viele Dinge man im stressigen Alltag einfach übersieht.

Die anschließenden fünf Minuten konzentriert man sich allein darauf, was man auf dem Weg hören kann. Seien es die eigenen Geräusche beim Aufsetzen der Füße, das Rauschen eines Flusses oder Autos, die nebenan eine Straße entlangfahren. Auch hier geht es wieder darum, alle Geräusche einfach wahrzunehmen und wichtig dabei ist, dass keine Bewertung stattfindet. Selbst wenn der Lärm von den Autos nervt oder das Blätterrascheln besonders schön ist, die Geräusche sind einfach da und sollten akzeptiert werden, wie sie sind.

In Runde drei geht es darum, was man unterwegs fühlen kann. Vielleicht weht gerade ein besonders kräftiger Wind, die Sonne wärmt, der Bauch knurrt oder man fühlt sich gehetzt. Alle Gefühle haben eine Berechtigung, da zu sein und keins sollte in den Hintergrund verdrängt werden. Bei den Gefühlen kann man außerdem zwischen inneren und äußeren Gefühlen unterscheiden und es können unterschiedliche Ursachen unterschieden werden. Zum einen kann ein kalter Wind, ein warmer Sonnenstrahl oder Regen, der auf die Jacke tropft, äußere Gefühle auslösen. Zum anderen können bei so einem Spaziergang aber auch innere Gefühle wie Freude, Ruhe oder Zufriedenheit ausgelöst werden.

Die letzten zwei Sinne sind etwas schwieriger zu erkunden und in den nächsten fünf Minuten soll es zuerst einmal darum gehen, was man alles riechen kann. Oft nutzt man diesen Sinn gar nicht so bewusst und erst, wenn etwas gut oder schlecht riecht, achtet man darauf. In diesen fünf Minuten soll aber abseits davon beobachtet werden, welche Gerüche einen durch den Alltag begleiten und das kann unter anderem die frische, nach Wald riechende Luft sein, oder auch die Stadtluft, die nach Abgasen und ähnlichem riecht. Kleine Nuancen können schon einen großen Unterschied machen und wieder ist es wichtig, die Gerüche nicht zu bewerten, sondern sie einfach nur wahrzunehmen.

Abschließend geht es noch darum, was bei so einem Spaziergang geschmacklich zu entdecken ist und oft lässt sich dabei nicht so viel entdecken. Aber vielleicht liegt auch noch der Geschmack vom letzten Essen, einem Kaffee oder einem Bonbon auf der Zunge oder ein anliegender Essensstand verströmt einen so intensiven Geruch, dass man ihn sogar auf der Zunge spüren kann. Selbst wenn man gerade nichts schmeckt, kann diese Erkenntnis überraschend sein, denn abgesehen von Mahlzeiten macht man sich nur selten darüber Gedanken, was man eigentlich gerade schmecken kann.

Wie bereits erklärt, kann die Übung auch problemlos nur teilweise durchgeführt werden und manchmal reichen schon ein oder zwei Einheiten, um wieder zur Ruhe zu kommen. Statt einer Zeitvorgabe kann man auch jeweils fünf oder zehn Dinge suchen, die man riechen, hören, schmecken, sehen oder fühlen kann und kann sich dadurch für die unterschiedlichen Sinne mehr Zeit nehmen. Achtsamkeitsübungen leben auch von individuellen Gestaltungen und bei dieser Übung ist das besonders gut möglich.

Die falsche Uhr

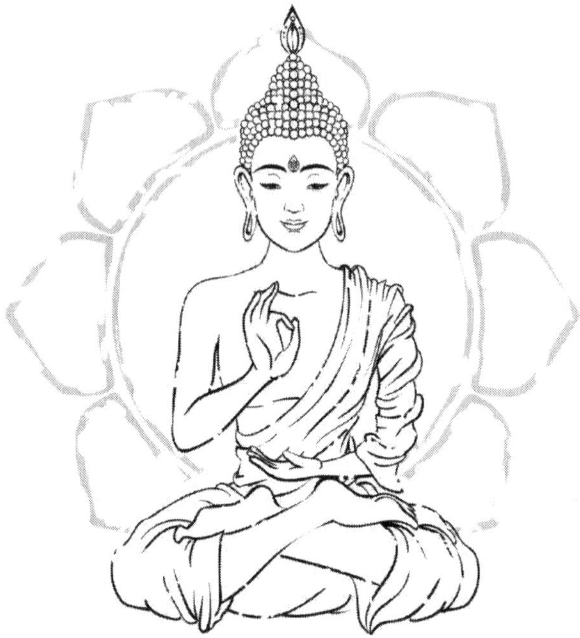

George hatte an seiner Wand eine wunderschöne Uhr hängen, die schöner nicht hätte sein können. Sie hatte ein wunderschönes Ziffernblatt mit goldenen Zahlen und zu jeder vollen Stunde kam ein kleiner Vogel heraus und verkündete die neu angebrochene Stunde. Doch egal, wie schön diese Uhr war, sie schien nutzlos, denn schon lange haben sich ihre Zeiger nicht mehr bewegt und die Uhr zeigte zu jeder Uhrzeit immer acht Uhr an. George wollte sich

aber trotzdem nicht von dieser schönen Uhr trennen und behielt sie noch an seiner Wand hängen. Außerdem gab es jeden Tag noch genau zwei Momente, an denen die Uhr richtig zu gehen schien. Wenn George auf die Uhr schaute und es tatsächlich acht Uhr früh oder abends war, dann stimmte diese Uhr und man erkannte gar nicht, dass sie falsch ging. Diese Momente, in denen die Uhr scheinbar richtig ging und sie im Einklang mit allen anderen Uhren auf der Welt war, diesen Moment fand George besonders schön und aus diesem Grund wollte er die Uhr auch nicht aus seinem Wohnzimmer entfernen. Lieber hatte er eine Uhr, die zweimal am Tag die richtige Uhrzeit anzeigte als gar keine Uhr und außerdem zeigt die Uhr ihm auch etwas anderes.

Durch die Uhr hatte er gelernt, dass etwas nach außen hin noch so perfekt aussehen kann, wie es im Inneren aussieht, kann man nie wissen. Immer wenn George einen Gast bei sich hatte, der zufällig die Uhr genau dann betrachtete, als sie richtig zu gehen schien, dachte der Gast, die Uhr sei perfekt und makellos, doch in Wirklichkeit war sie das nicht und dahinter versteckte sich eigentlich eine kaputte Uhr, die schon lange nicht mehr funktionierte.

Die gleiche Erkenntnis, die George bekommen hatte, können auch wir für unser Leben bekommen. Wir neigen oft dazu, Dinge zu verallgemeinern und so zum Beispiel Menschen, die perfekt Klavier spielen können, für sehr musikalisch und allgemein perfekt zu halten. Wir denken automatisch, dass diese Person sicherlich auch in anderen Bereichen gut ist und sie viele Dinge so perfekt kann wie das Klavierspielen. Ähnlich geht es uns auch mit Gefühlen, denn wenn wir einer glücklichen und ausgeglichenen Person begegnen, denken wir oft, dass die Person immer so ist. Dass sich dahinter aber auch jemand verstecken könnte, dem es sonst gar nicht gut geht und der nur in wenigen Momenten glücklich ist oder vorgibt zu sein, bedenken wir gar nicht. Wir sehen bei anderen meist immer nur die guten Dinge und schlechte Dinge finden wir nur bei uns selbst, doch genau wie diese Uhr hat jeder gut funktionierende Seiten und Seiten, die kaputt sind und schon lange nicht mehr gehen. Wir sollten von der einen Seite niemals darauf schließen, dass es nur diese Seite gibt und uns bei jedem Menschen, dem wir begegnen, bewusst machen, dass wir gerade nur ein Teil von ihm wahrnehmen.

Neben dieser wichtigen Erkenntnis zeigt die Geschichte aber auch, dass etwas Falsches nicht automatisch immer falsch ist und etwas Richtiges nicht immer richtig sein muss. Es gibt Momente im Leben, in denen etwas, was zuerst für falsch gehalten wurde, doch mit allem anderen übereinstimmt und richtig ist. Nur weil jetzt gerade die Sonne nicht scheint, heißt es nicht, dass sie nie wieder scheint oder nicht gerade irgendwo anders scheint.

Nach kurzem Überlegen fragte er den König, wie weit er gehen würde, um dieses Geheimnis herauszufinden und ob er dafür Ambo aufgeben und unglücklich machen würde. Da der König das Geheimnis unbedingt wissen wollte, bejahte er die Frage sogleich und sah den Berater erwartungsvoll an. Dieser erklärte: „Wenn Du Dir wirklich sicher bist, mein König, dann musst Du nun einen kleinen Beutel mit genau 99 Stück Gold füllen.

Auch diese wirst Du auf Deinem Weg zur Erkenntnis verlieren und noch kannst Du Dich jederzeit umentscheiden. Diesen Beutel, liebster Herr, muss anschließend auf die Türschwelle des armen Dieners gelegt werden. Wir beide verstecken uns dann in der Nähe, sodass wir Ambo sehen können und beobachten können, was er macht. Wir klopfen kurz an der Tür und verschwinden gleich wieder, um zu sehen, wie er den Goldbeutel entdeckt. Alles weiter wirst Du dann selbst erfahren, wenn es soweit ist. Wenn Du Dir also sicher bist, dann lass uns heute Abend zur Tat schreiten und alles Nötige vorbereiten.“

Auch der Verlust von 99 Goldstücken konnte den König nicht abhalten und so kam es dazu, dass sich, als es langsam dunkel wurde, beide auf den Weg zu Ambo machten und ihren Plan in die Tat umsetzten. Als dieser die Tür öffnete, beobachteten sie aus ihrem Versteck heraus, wie er den kleinen Beutel verwundert hochhob und kurz schüttelte. Seine Augen begannen zu leuchten und als er in den Beutel sah, konnte er sein Glück kaum fassen. Schnell schaute er nach links und rechts, ob dort irgendjemand war und als er keinen weit und breit sehen konnte, schließlich waren der König und der Berater gut versteckt, machte er schnell die Tür hinter sich zu und verschloss sie gut.

Um besser zu sehen und mit der Gewissheit, dass Ambo durch die verschlossene Tür nicht so schnell rauskommen kann und Frau und Kinder schon im Bett sind, schlichen sich beide zum Küchenfenster hin, um das Geschehen noch weiter zu beobachten. Durch das Fenster hindurch sahen sie gerade noch, wie der Diener mit einer Armbewegung alles vom Küchentisch auf den Boden fegte und den Beutel auslehrte. Seine Augen schienen ihm förmlich aus dem Kopf zu rollen, als er den Berg voll Münzen vor sich sah und begeistert schob er sie hin und her. Als Ambo langsam wieder klar denken konnte, begann er damit nach und nach kleine Zehnerstapel zu machen, um die Münzen zu zählen. Er reihte einen Haufen an den nächsten und wurde immer glücklicher, doch auf einmal war kein Lächeln mehr im Gesicht und er suchte verzweifelt unter dem Tisch, im Beutel und überall sonst nach einer verlorenen Münze. Der letzte Stapel hatte nur neun Münzen und somit kommt er auf insgesamt 99 Goldstücke, doch wo ist das hundertste abgeblieben?

Er konnte es einfach nicht glauben und stellte nahezu die gesamte Küche auf den Kopf, nur um sich am Schluss müde und niedergeschlagen auf einen Stuhl zu setzen. Das kann doch nicht sein, dass genau eine Münze verloren gegangen ist. Wenn er 100 Münzen hätte, dann hätte er einen glatten Betrag, er müsste nicht mehr arbeiten und wäre wirklich reich, aber mit 99... Wie lange würde es wohl dauern, bis Ambos die hundertste Münze verdient?

Er begann zu rechnen und zu überlegen und kam zu dem Entschluss, dass er insgesamt fünf Jahre brauchen würde, um noch eine weitere Münze zu verdienen. Er müsste dafür hart arbeiten und auf viel verzichten, doch nach diesen fünf traurigen Jahren wäre er und seine Familie endlich reich und er müsste nie wieder arbeiten.

Der König und der Berater hatten alles von außen beobachtet und der König ist ganz traurig geworden als er gesehen hat, wie unglücklich sein Diener über die fehlende Münze war. Am liebsten hätte er ihm einfach noch eine gegeben, doch der Diener hielt ihn davon ab und erklärte ihm, dass es genau um diesen Punkt gehe. „Vor ein paar Stunden war Ambo noch einer der glücklichsten Menschen und es hat ihm an nichts gefehlt, doch jetzt, wo er 99 Goldmünzen hat, ist er unglücklich, denn es scheint ihm genau eine zu fehlen. Die Zahl 99 stört ihn, denn sie ist ungerade und nicht vollständig.

100 dagegen wäre eine tolle Zahl und für ihn haben die Münzen erst eine Bedeutung, wenn er die übrige

Münze noch hat. Er strebt nach etwas Perfektem und erkennt dabei gar nicht, dass schon das, was er jetzt hat, perfekt ist und genau das ist Dein Problem, mein Herr."

Noch völlig überrascht von dem, was er gerade gesehen und von seinem Berater gehört hatte, begann der König nachzudenken und sich immer mehr selbst in dem Verhalten von Ambo zu sehen. Auch er wollte immer mehr und war mit dem, was er hatte, nie zufrieden, obwohl es schon weit mehr als ausreichend war.

Perfektionismus ist etwas, mit dem viele Menschen zu kämpfen haben und es gibt kaum jemanden, der nicht noch mehr Geld haben will, mehr Leistung erbringen will, mehr ... Es geht immer darum, dass man jetzt noch nicht genug hat und mehr braucht, um wirklich glücklich zu sein. Doch wenn dieses Ziel erreicht ist, ist man oft auch nicht viel glücklicher und steckt sich das nächste Ziel, um auch noch dieses zu erreichen. Dadurch sind wir alle immer nur damit beschäftigt, uns selbst zu überbieten und vergessen dabei ganz, dass schon der Punkt, den wir jetzt erreicht haben, das Perfekte sein könnte, wenn wir es als solches akzeptieren. Glück zeichnet sich nicht dadurch aus, mehr zu haben oder perfekt zu sein, viel mehr sind es die kleinen alltäglichen Dinge, die uns glücklich machen und zeigen, was das überhaupt bedeutet. Der Diener war viel glücklicher, als er kaum etwas hatte und erst mit denn 99 Goldmünzen hatte er das Gefühl, dass ihm etwas fehlt und er ist unglücklich geworden. Wir sollten uns also immer wieder einen Moment Zeit nehmen, um zu überlegen, ob wir nicht schon alles haben, um glücklich zu sein und ob uns dieses Streben nach mehr nicht doch eher vom Glück zum Unglück bringt.

Die neuen Triebe

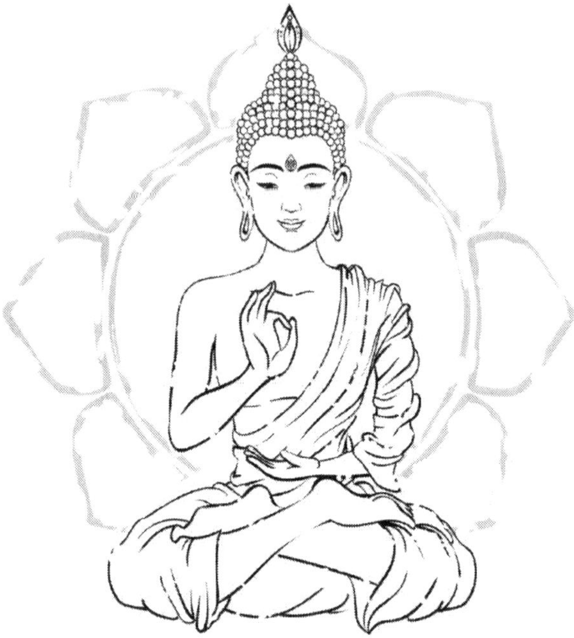

Es gab einmal ein Dorf namens Terim, auf dessen Marktplatz eine alte und große Kastanie stand. Diese Kastanie war der Mittelpunkt des Dorfes und immer wieder trafen sich alle Bewohner von Terim um sie herum, um zu feiern und zu tanzen. Jedes Jahr aufs Neue blühte die Kastanie im Frühling auf und es machte fast den Eindruck, als wäre sie unsterblich. Inzwischen war der Baum mindestens 200 Jahre alt und noch immer war der schönen

Kastanie das Alter nicht anzusehen. Sie hatte keine morschen Zweige und brachte immer noch so viele Kastanien wie auch schon vor hundert Jahren. Für die Dorfbewohner war der Baum nicht mehr wegzudenken und keiner konnte sich vorstellen, was passieren würde, wenn die Kastanie einmal nicht mehr da wäre.

Auch in diesem Jahr blühte die Kastanie wieder reichlich und es wirkt fast so, als hätte sie im Vergleich zu den letzten Jahren noch einmal deutlich zugelegt. Die hellen Blüten waren schon aus weiter Ferne zu sehen und wie üblich versammelten sich zu dieser Zeit alle Terimer um den Baum herum und feierten den Frühlingsanfang. Es gab reichlich zu Essen und zu Trinken und die Kinder haben mit dem Schulchor immer ein paar Lieder eingeübt. Es war ein fröhlicher Tag und alle feierten, um den kalten Winter zu vertreiben und in ein neues Erntejahr zu starten. Doch etwas war anders als die letzten Jahre, denn als alle um den alten Baum tanzten und freudig sangen, stolperte plötzlich ein Terimer über etwas und fiel zu Boden. Sofort eilten ihm einige zur Hilfe und suchten nach dem Grund für den

Sturz. Es war nur schwer zu erkennen, doch scheinbar hat etwas die Pflastersteine an dieser Stelle angehoben und somit zu einer Stolperfalle im Boden geführt. Neugierig, warum der sonst so gerade Boden plötzlich eine Delle bekam, hoben einige die Steine an und suchten nach der Ursache, die ihnen sofort ins Auge stach: ein kleiner Trieb des Kastanienbaums hat versucht, sich durch den Boden zu kämpfen.

Alle waren begeistert und freuten sich darüber, dass die schöne Kastanie nun auch noch einen neuen Trieb entwickelt hatte. Seit sie dort immer am Marktplatz steht, gab es noch keinen einzigen davon. Dem gestürzten Terimer ist zum Glück auch nichts passiert und so feierten die Dorfbewohner noch weiter bis tief in die Nacht. Auch am nächsten Tag war den Bewohnern die Freude vom Gesicht abzulesen und bei den Aufräumarbeiten entdeckte ein kleines Mädchen noch zwei weitere Stellen, an denen ein neuer Trieb der Kastanie durch den Boden kam. Auch diese Stellen befreiten die Männer von Steinen und um alle drei Bereiche wurde mit

Kreide ein großer Ring gezeichnet, damit die Triebe nicht aus Versehen zertreten werden.

Die Freude bei den Bewohnern von Terim blieb jedoch nicht allzu lange, denn nach wenigen Wochen wurde sichtbar, dass es der alten Kastanie immer schlechter ging und sie schlapp und krank wirkte. Die Triebe dagegen machten sich prächtig und waren schon ein ganzes Stück gewachsen und zwei Dorfbewohner haben tatsächlich auch noch einen weiteren Trieb entdeckt, der ein ganzes Stück von den anderen entfernt war. Der schlechte Zustand der alten Kastanie beunruhigte die Terimer und so beschlossen sie, sich zu einer Versammlung zu treffen, um das weitere Vorgehen zu beraten. Sollte man lieber die alte Kastanie schützen und die Triebe entfernen oder die Triebe weiterwachsen lassen und stattdessen die alte Kastanie fällen? Die Bewohner diskutierten rege und mit der Zeit wurde deutlich, dass sich zwei Lager spalteten. Zum einen gab es diejenigen, die die alte Kastanie beschützen wollten, zum anderen gab es aber auch eine große Gruppe, die lieber die neuen Triebe stärken wollte. So stritten sie alle bis in die Nacht hinein und da sie zu keiner Lösung kamen, vertagten sie die Diskussion auf einen anderen Tag.

Aber auch in den nächsten Tagen fanden die Terimer keine Einigung und die Auseinandersetzung wurde immer größer. Inzwischen haben die Beschützer des neuen Lebens sogar einen Stacheldraht um die kleinen Triebe gezogen, damit sie vor den Angriffen der Beschützer des alten Lebens geschützt sind. Genauso haben aber auch sie einen Graben um die alte Kastanie gezogen, damit auch sie geschützt wurde. Tag ein Tag aus machten die Bewohner nichts anderes, als sich zu streiten und die Triebe oder den Baum zu schützen und es schien so, als würde die Gesellschaft bald komplett in zwei Teile geteilt sein. Doch zum Glück nahte Rettung, denn ein weiser Einsiedler, der sich etwas außerhalb von Terim niedergelassen hatte, kam eines Tages in das Dorf zurück, um dem Geschrei, das er von außen immer wahrnahm, auf den Grund zu gehen. Als er die zwei Parteien so streiten sah, konnte er nur den Kopf schütteln und laut lachen.

Die Terimer, die natürlich über das plötzliche Lachen verwundert waren, schauten sich um und wurden still, als sie den weisen Mann sahen. Sie hofften, dass er ihnen vielleicht helfen konnte und fragten ihn gleich nach seinem Rat. Er, immer noch lachend, antwortete gleich: „Ihr alle nennt euch Beschützer? Das ist lächerlich, denn ihr seid nichts anderes als ein Haufen dummer Dorfbewohner, die sich um einen Baum und dessen Triebe streiten. Wisst ihr nicht, dass es einen Lebenskreislauf in der Natur gibt und Bäume neue Triebe entwickeln, um auch für die Zukunft ihr Fortleben zu sichern, wenn es sie schon lange nicht mehr gibt? Und wisst ihr nicht, dass diese Triebe ohne den Mutterbaum nicht überleben können und auf die alte Kastanie angewiesen sind? Wenn ihr die Triebe zerstört, wird die Kastanie trotzdem in ein paar Jahren sterben, jedoch ohne Nachkommen hinterlassen zu haben. Wenn ihr aber die alte Kastanie schon jetzt fällt, werden kurze Zeit später auch die Triebe zugrunde gehen, denn ohne ihr Mutter sind sie noch lange nicht lebensfähig. Merkt euch meine Worte und hört auf zu streiten, denn es seid nicht ihr, die über das Leben und den Tod entscheiden könnt!“

Wer besitzt wen?

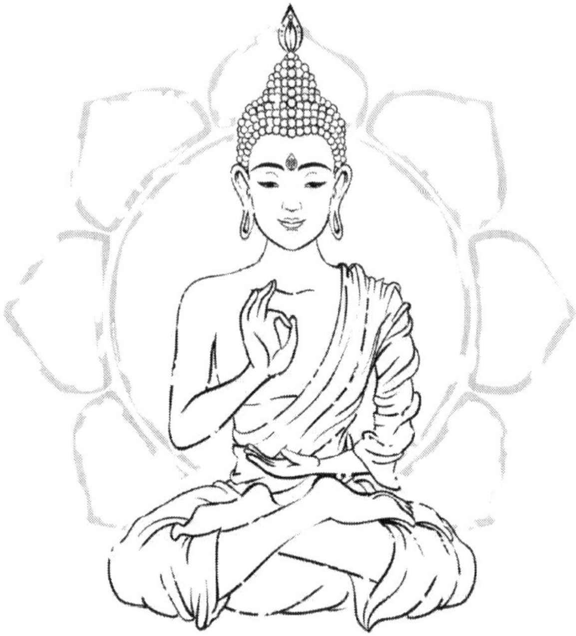

Es war einmal eine junge Frau, die selbst nicht viel besaß. Ihre Eltern sind schon früh verstorben und Geschwister hatte sie keine, wodurch sie immer auf sich alleine gestellt war. Zur Schule konnte sie nicht gehen, denn sie musste arbeiten, um ausreichend Geld zu verdienen, damit sie gerade so über die Runden kam und ausreichend Essen kaufen konnte. Da sie jedoch keine ausreichende Bildung hatte, konnte sie nur kleine Arbeiten übernehmen und

musste so zum Beispiel bei fremden Leuten für wenig Geld den Haushalt erledigen und sich bei anderen um die Tiere kümmern. Sie arbeitete wirklich hart und versuchte, etwas Geld anzusparen, damit sie doch noch für ein paar Monate zur Schule gehen konnte.

Als sie eines Tages mal wieder von der Arbeit zurückkam und noch einen kleinen Spaziergang durch den Wald gemacht hatte, fand sie nur wenige Meter von ihrem Haus entfernt ein großes Stück Gold, welches unglaublich wertvoll aussah. Sie würde dafür sicherlich viel Geld bekommen und sie müsste sich keine Sorgen mehr machen, um sich ihre Bildung leisten zu können. Sie blickte noch ein letztes Mal um sich, um sicherzugehen, dass sie von keinem beobachtet wurde und nahm sich schnell das große Stück Gold. Sie lief damit auf die Wiese hinter ihrem Haus und setzte sich ins Gras um es zu bewundern.

„Noch nie hatte ich etwas so Wertvolles besessen!“, dachten sich beide.

Eine sehr kurze Geschichte, die die Frage danach stellt, wer nun wen besitzt. Ist es tatsächlich das Mädchen, das den Goldklumpen besitzt oder ist es nicht doch eher andersherum und das Stück Gold besitzt das Mädchen? Diese Frage klingt vielleicht komisch, doch es macht einen großen Unterschied, wer hier wen besitzt und auch in unserem Leben stoßen wir immer wieder auf solche Situationen. Dabei geht es nicht nur um die Abhängigkeit von Geld, sondern auch um Beziehungen zu Freunden oder einem Partner und deren Wirkung. In solchen Fällen sollte im besten Fall natürlich keiner irgendjemand besitzen, sondern beide sollten gleich an der Beziehung beteiligt sein. Wenn man vom Partner abhängig ist, dann hat man die Kontrolle über das eigene Leben verloren und besitzt es selbst nicht mehr. Das Leben ist immer wieder ein Spiel aus kontrollieren und kontrolliert werden und wir sollten dabei auf ein ausgewogenes Gleichgewicht achten und uns nicht zu sehr selbst verlieren.

Übung 9: PMR

Diese Abkürzung, die für Progressive Muskelrelaxation steht, führt die Liste der Achtsamkeitsübungen sicherlich weit vorne mit an und kaum jemand, der sich mit Achtsamkeitsübungen auseinandersetzt, hat PMR noch nicht versucht.

Die Übungen bestehen daraus, dass man nacheinander unterschiedliche Körperteile für mehrere Sekunden anspannt und dann wieder entspannt. Der Unterschied, zwischen An- und Entspannung soll dabei deutlich werden und alle Selbstzweifel, kritische Gedanken und Sorgen können in die Anspannungsphase geleitet werden. Mit der Zeit kommt man so immer mehr zur Ruhe und gewinnt Abstand zu seinen Gedanken. Anschließend kann man objektiver und ruhiger unterschiedliche Probleme viel besser bewerten und nach Lösungen suchen.

Meist geht man Körperteil für Körperteil nacheinander durch und fängt zum Beispiel mit der rechten

Hand an, geht weiter zum rechten Arm, der linken Hand, dem linken Arm und so weiter. Kein Bereich sollte dabei ausgespart werden und nachdem einmal alles nacheinander angespannt wurde, kann noch alles zusammen angespannt werden. Die Intervalle sind dabei meistens so aufgeteilt, dass man etwa sieben Sekunden die entsprechende Muskelgruppe anspannt und anschließend weitere sieben Sekunden die Entspannung wahrnimmt und ruhig atmet. Durch diese Unterteilung ist oft eine geführte PMR-Übung von Vorteil und man kann entweder durch Hörspiele oder in einem Präsenzkurs von jemandem geleitet werden.

Die Übung wirkt auch, wenn man sich nur auf einen kleineren Bereich fokussiert und so kann man zum Beispiel unterwegs in der U-Bahn oder zu Fuß problemlos eine kleine Übungseinheit einbauen. Dafür spannt und entspannt man nur eine Hand und einen Arm oder ein Bein und wechselt immer wieder zwischen den unterschiedlichen Spannungsphasen.

Ausprobieren und Individualisieren ist bei dieser Übung, genau wie auch schon bei den anderen Achtsamkeitsübungen, wieder der Schlüssel zum Glück und erst nach mehreren Versuchen kann man tatsächlich ein Urteil darüber fällen, wie wirkungsvoll die Übung tatsächlich ist.

Abschließende Worte

„Für Kinder sind Geschichten dafür da, dass sie einschlafen, für Erwachsene jedoch dafür, dass sie aufwachen.“

Nun sind Sie am Ende dieses Buches angekommen und haben hoffentlich durch die verschiedenen Geschichten und Übungen für mehr Achtsamkeit, einiges für Ihr Leben dazugelernt. Mir haben diese Geschichten vielmals die Augen geöffnet und ich habe mich in vielen von ihnen wiedererkannt. Es hat mich sehr überrascht, wie ausdrucksstark solche kurzen Geschichten sein können und wie schön es auch noch für Erwachsene sein kann, immer wieder kleine und dafür lebensveränderte Geschichten zu lesen. Dabei kann jeder für sich selbst entscheiden, wie viel er von den Geschichten für sich selbst mitnehmen will oder ob es einfach nur eine schöne Geschichte bleibt.

Selbstakzeptanz, Ausgeglichenheit und Zufriedenheit sind im Leben wichtige Standpfeiler und oft braucht man immer wieder eine kleine Erinnerung daran, was im Leben wirklich von Bedeutung ist. Diese Geschichten machen es möglich, sich wieder darauf zu konzentrieren, worauf es eigentlich ankommt und eine kleine Pause im Alltag, um immer wieder in eine solche Geschichte einzutauchen, sollte man auf jeden Fall immer wieder einplanen.

Für Ihr Leben wünsche ich Ihnen alles erdenklich Gute!

Ihr Dinesh Gawa

Haftungsausschluss

Die Umsetzung aller enthaltenen Informationen, Anleitungen und Strategien dieses Werkes erfolgt auf eigenes Risiko. Für etwaige Schäden jeglicher Art kann der Autor aus keinem Rechtsgrund eine Haftung übernehmen. Für Schäden materieller oder ideeller Art, die durch die Nutzung oder Nichtnutzung der Informationen bzw. durch die Nutzung fehlerhafter und/oder unvollständiger Informationen verursacht wurden, sind Haftungsansprüche gegen den Autor grundsätzlich ausgeschlossen. Ausgeschlossen sind daher auch jegliche Rechts- und Schadensersatzansprüche. Dieses Werk wurde mit größter Sorgfalt nach bestem Wissen und Gewissen erarbeitet und niedergeschrieben. Für die Aktualität, Vollständigkeit und Qualität der Informationen übernimmt der Autor jedoch keinerlei Gewähr. Auch können Druckfehler und Falschinformationen nicht vollständig ausgeschlossen werden. Für fehlerhafte Angaben vom Autor kann keine juristische Verantwortung sowie Haftung in irgendeiner Form übernommen werden.

Urheberrecht

Impressum

1. Auflage

Kontakt: Distergold Media GmbH

Dubliner Str.1

60327 Frankfurt

Printed in Poland
by Amazon Fulfillment
Poland Sp. z o.o., Wrocław

89353218R00083